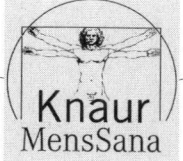

Knaur
MensSana

Von Katharina Wolfram ist außerdem erschienen:

Der Mondkalender 2002
Salzlampen

Über die Autorin:

Katharina Wolfram beschäftigt sich als freie Journalistin und Autorin mit den Themen Gesundheit, ganzheitliches Heilen und Spiritualität. Sie hat hierzu bereits verschiedene Bücher veröffentlicht.

Katharina Wolfram

Kraftzentrum Beckenboden

Gesundheit – Wohlbefinden – Lust
Übungen für mehr weibliche Power

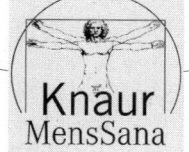

Knaur
MensSana

Besuchen Sie uns im Internet:
www.knaur.de

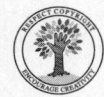

»Alle Therapien und Heiltechniken können dir
eines nicht abnehmen: daß du auf dich selbst achtest.«

Luisa Francia

Inhalt

Frauen – das schwache Geschlecht?

Frauen sind im Durchschnitt kleiner und weniger muskulös als Männer, deshalb physisch schwächer. Ihr Körper ist dazu gemacht, Kinder auf die Welt zu bringen. Das heißt, sie haben eine Gebärmutter, und ihre Knochen, Muskeln, Organe, Gewebe, Nerven und Sinne sind zu bestimmten Zeiten ganz auf Empfangen, Hinspüren, Tragen und Nachgeben eingestellt. In solchen Phasen ist eine andere Qualität gefordert: eher ausdauernde Kraft als schnelles dynamisches Muskelspiel. Das typisch weibliche, mehr passive Empfangen, Halten, Entfalten und wieder Loslassen verlangt zwar ebenfalls ein großes Maß an Energie, ist aber mit einer leiseren, besonneneren Art von Stärke, Entschlossenheit, Mut und Haltung verbunden.

Das weibliche Becken hat eine andere Form als das männliche. Es ist geräumiger und weiter. Der Beckenboden – das Gewebenetz, das den Beckenraum unten elastisch abschließt – muß sich bei der Frau also weiter spannen und eine größere Fläche abdecken. Seine Muskeln sind mehr beansprucht, um das Gewicht der inneren Organe zu tragen. Gleichzeitig muß der Beckenboden so elastisch und nachgiebig bleiben, daß er sich bei der Geburt eines Kindes wie ein Tor öffnet und das Baby hindurchläßt. Danach soll er die Kraft haben, jenes Lebenstor wieder physisch zu schließen.

Darmausgang und Harnröhre sind Öffnungen, die das Muskelgeflecht des Beckenbodens bei jedem Menschen durchbrechen. Bei der Frau kommt die Scheidenöffnung hinzu. Doch ist ihr Beckenboden durch diese zusätzliche Pforte automatisch instabiler, schwächer und damit störanfälliger?

Manche meinen, daß die Anatomie die Frau zum »schwachen Geschlecht« abstempelt. Und viele haben diese Vorstellung unbewußt übernommen. Kein Wunder, denn welche Frau fühlt sich nicht matt und deprimiert, wenn sie an zyklusbedingten Verstimmungen und Empfindlichkeiten, an Unterleibskrämpfen, starken monatlichen Blutungen oder an Eierstockzysten leidet? Welche Frau würde nicht verzweifeln, wenn ihre Blase beim Lachen, Niesen oder Husten nicht dicht hält oder wenn sie vor Nervosität und Anspannung alle Augenblicke auf die Toilette gehen muß und dafür spöttische Kommentare erntet? Oder wenn sie nach einer Geburt das Gefühl hat, sich nicht mehr schließen zu können, und in dem Alptraum lebt, daß ihr Innerstes gleich herausfällt? Dammschnitt-Narben, Gebärmuttersenkung und eine »schwache Blase« sind in der Regel nicht dazu angetan, einer Frau das Gefühl von Stärke und Souveränität zu vermitteln.

Dennoch: Frauen gehören zum starken Geschlecht, denn sie sind fähig, Kinder auf die Welt zu bringen. Sie sind die Hüterinnen des Lebens. Selbst wenn eine Frau aus verschiedensten Gründen selbst nie ein Kind geboren hat, besitzt sie trotzdem diesen auf besondere Weise starken, »intelligenten« und flexiblen weiblichen Körper.

Er ist ein besonderes Geschenk, und jede Frau hat Anlaß, auf ihren Unterleib stolz zu sein. Wenn sie klug ist, würde sie auf ihn hören und die eigenen Bauchgefühle ernst nehmen.

Meist wird sich eine Frau ihrer Beckenknochen, -muskeln und -organe jedoch leider erst aufgrund einer Krankheit bewußt. Viele konnten die Kraft, mit denen die weiblichen Organe in so großer Fülle ausgestattet sind, zuvor noch nicht für sich entdecken und gezielt einsetzen. Für viele ist zudem der eigene Körper mit Vorbehalten und Schamgefühlen besetzt. Tabus und Vorurteile behindern dann den Zugang zu einem positiven weiblichen Körpergefühl und einer genußvollen Sexualität. Speziell vom Beckenboden hören viele Frauen zum ersten Mal, wenn sie nach Geburten oder in den Wechseljahren von Harninkontinenz geplagt werden. Dabei ist es für jede Frau – ob gesund oder krank – ein großer Gewinn, Bewußtsein und Geschmeidigkeit in das Becken zu bringen. Junge Mädchen profitieren davon genauso wie ältere Frauen.

Vor allem Blasenbeschwerden und Gebärmuttersenkung lassen sich über ein konsequentes Beckenboden-Training beheben oder zumindest lindern. Darüber hinaus wird der Muskeltonus des gesamten Organismus durch den Beckenboden stimuliert. Verspannungen in Nacken und Rücken können sich lösen, wenn der Beckenboden gestärkt wird, und der Körper findet mühelos zu einem anmutigen aufrechten Gang zurück.

Gut trainierte und bewußt eingesetzte Beckenbodenmuskeln sind generell ein solides Fundament, um Energieverlust vorzubeugen, gesund zu bleiben, Spaß am Sex zu haben und selbstsicher alle spezifisch weiblichen Stärken zu entfalten, die einer Frau von Natur aus gegeben sind. In der alten Tradition der Weisen Frauen entspringen Magie und Macht dieser Quelle. Auch verschiedene östliche Praktiken versuchen, diese im Unterleib schlummernden Kräfte bewußt zu kanalisieren und zur spirituellen Erkenntnis zu nutzen. Dies geschieht zum Beispiel im Rahmen von tantrischen Ritualen und im Kundalini-Yoga.

Dieses Buch möchte Sie dazu ermutigen, sich wieder auf die Weisheit des eigenen Körpers zu besinnen und ihr zu vertrauen. Die praktischen Übungen wecken ein Gespür für das, was Ihnen wirklich guttut. Genauer gesagt wecken sie die ureigene, selbstbestimmte Kraftzentrale jeder Frau: das Becken und den Beckenboden.

Lassen Sie sich dazu einladen, das Becken wieder als schier unerschöpfliche Kraftquelle zu entdecken und sich damit auf Ihre eigenen urweiblichen Stärken zu besinnen. Auf den folgenden Seiten wird dazu ein spielerisches, auch tänzerisches Beckenbodentraining vorgestellt, das gut in den Alltag integriert werden kann. Es zeigt Ihnen verschiedene Möglichkeiten, jene große Batterie an Lebenskraft anzuzapfen und wieder aufzuladen, die Ihnen im Becken zur Verfügung steht. Ein regelmäßiges Training des Beckenbodens schenkt Ihnen Wohlbefinden und Gesundheit, und es energetisiert den ganzen Organismus. Vitalität, Sinnlichkeit und Lebensfreude sind das Erfolgsrezept für innere und äußere weibliche Power.

Wissenswertes

Weibliche Power liegt im Becken

Nichts gegen einen scharfen Verstand oder einen hohen IQ. Doch was nutzt einer Frau der intellektuelle Durchblick, wenn sie mit Körpertonus und Körperhaltung signalisiert, daß sie nicht in sich ruht und weder weibliches Körperbewußtsein noch vitale Präsenz besitzt? Wer sich nicht von einem elastischen, kraftvollen Beckenboden tragen läßt, wirkt trotz eines wachen Geistes schnell entweder erschlafft und machtlos – eine gefährliche »Opferhaltung« – oder starr, unlebendig und kopflastig. Eine im umfassenden Sinne selbstbewußte weibliche Ausstrahlung beruht in entscheidendem Maße auf einem guten Kontakt zum vitalen, sinnlichen Kraftzentrum Becken mit der Gebärmutter als Mittelpunkt und dem Beckenboden als sicherer Basis.

Becken und Beckenboden sind der Schlüssel, um mit beiden Beinen fest auf dem Boden zu stehen, um den eigenen Rücken zu stärken, um den Kopf frei zu tragen und die eigene Persönlichkeit überzeugend auszudrücken. Elastische, geschmeidige Bänder, Gelenke und Muskeln halten das Becken und die in und auf ihm ruhenden Organe und Körperteile in Form. Im Beckenboden selbst werden außerdem durch Muskelkontraktionen Energien freigesetzt, die über feine Kanäle an der Wirbelsäule entlang aufsteigen, sich im ganzen Körper verteilen, die Gehirnfunktion anregen und über die Augen nach außen strahlen. Eine Vitalisierung des gesamten Organismus wird auf diese Weise aus dem Becken heraus erreicht.

Für Frauen stellt sich darüber hinaus der Effekt ein, daß durch das Training der Beckenbodenmuskulatur auch Scheide und Gebärmutter besser durchblutet und gekräftigt werden. Diese starken Muskeln bilden zusammen mit dem Beckenboden das mit Bewußtsein, Intuition und Schöpfergeist erfüllte »Kraftpaket« der Frau. Es ist eingebettet in die schützende Beckenschale, die mit zwei großen Kugelgelenken versehen ist.

Das Becken, die Beine und Füße sind die physischen »Waffen« der Frauen. Hier steckt die meiste Körperkraft. Eine scheinbar hilflos am Boden liegende Frau kann sich durch gezielte Tritte, die ihren Schwung aus dem Becken beziehen, effektvoll gegen einen Angreifer zur Wehr setzen. Solche Techniken gehören zum Programm von Kursen zur Selbstverteidigung.

Die stärkste weiblich-erotische »Waffe« ist ebenfalls im Becken zu finden. Ein frei schwingendes Becken, das von Energie durchströmt wird, ist Ausdruck von Lebenslust und uneingeschränkter Freude am eigenen Körper. Mit dem beweglichen Becken werden zugleich die weiblichen Sexualorgane betont und bewußtgemacht. Signalisiert wird damit ein Ja zum eigenen Geschlecht, zur Lust und Magie des weiblichen Körpers.

Ein freies Becken ist stark und bietet Halt. Mit dem richtigen Becken-Bewußtsein fällt es jeder Frau leichter, einem Mann offen und selbstbewußt gegenüberzutreten und die eigene Weiblichkeit und Sexualität in direkter, ungekünstelter Weise auszudrücken. Durch das freie Becken können die Energieströme, die durch die Füße aufgenommen werden, ungehindert nach oben Richtung Herz, Kehle, Mund, Augen und Scheitel fließen, verstärkt und angefeuert durch die Kraft aus dem Beckenboden. Der Oberkörper richtet sich dank der guten Unterstützung aus dem Becken auf, die Gedanken klären sich, und frau ist in der Lage, der Welt erhobenen Hauptes entgegenzublicken.

Keine Sorge, damit soll nicht ausgedrückt werden, daß eine Frau doch nur mit dem Unterleib denkt und am besten als sexy Weibchen hüftenschwingend und mit dem Po wackelnd durchs Leben kommt.

Beim Thema Becken und Beckenboden geht es im Grunde um weibliche Intelligenz. Und sie entfaltet sich selbstverständlich *auch* über den Unterleib, denn sie umfaßt mehr als schlaues Bücherwissen, ein kluges Köpfchen und die geschickteste Strategie, um ehrgeizige Ziele zu erreichen und in dieser Welt Machtpositionen zu besetzen. Zur weiblichen Intelligenz gehören neben mentalen Fähigkeiten und klarem Denken ebenso Gefühl, Intuition, Körperweisheit, Magie, Humor, Lust, Erotik und Heilwissen. Weibliche Intelligenz bezieht sich auf Körper, Geist und Seele und ist erfüllt von visionärer, dem Leben zugewandter Schöpferkraft. Darin liegt ihre Stärke.

Natürlich kann man sich darauf beschränken, auf Becken und Unterleib nur körperlich-sinnliche Phantasien und erotische Gelüste zu projizieren. Oder aber das

Becken einzig mit dem Kinderkriegen in Verbindung zu bringen. Genauso ist es möglich, lediglich den Gesundheits- und Fitneßaspekt zu sehen, wenn es um ein spezielles Körpertraining zur Straffung des Beckenbodens geht. Doch das Thema Becken und Beckenboden hat mehr zu bieten als Sextechniken, Mutterschaftsmythen und Kampf gegen Hüftspeck oder Inkontinenz. Für eine Frau kann es vor allem einen Zugang zu ihrer weiblichen Stärke, Sexualität, Fruchtbarkeit und Kreativität öffnen, die sich gleichermaßen auf Verstand, Gefühl, Körperkraft und Spiritualität gründen.

Im Becken verbinden sich die Elemente Feuer, Wasser, Erde und Luft. Sie lassen sich als Bausteine von Kosmos, Natur und Lebensordnung verstehen. Die Elemente verlangen stets nach einem harmonischen Ausgleich. Im Idealfall würdigen und ehren wir jedes von ihnen. So gesehen spricht jede Form von Beckenbodentraining nicht nur die Muskeln, sondern auch Gefühle (Wasser), Lebenskräfte (Feuer), Erfahrungen (Erde) und Denkmuster (Luft) an, die in dieser Körperregion gespeichert sind. Wenn aus der inneren und äußeren Bewegung heraus Energie zu fließen beginnt, werden schließlich alle diese Bereiche berührt, werden Knoten aufgelöst und heilsame Verbindungen (wieder-)hergestellt.

Doch bevor es an eine Auswahl von geeigneten Bewegungs- und Visualisierungsübungen geht, werden wir noch einen genaueren Blick auf die Anatomie und Symbolik von Becken und Beckenboden werfen – diesen ominösen, geheimnisvollen Ort weiblicher Kraft.

Terra incognita – Ein kurzer Blick auf die weibliche Anatomie

Sie brauchen zwar nicht jeden Muskelstrang oder jeden Beckenknochen namentlich zu kennen und ihn beim Üben sofort zu spüren, um wieder ein Gefühl für die Möglichkeiten des Beckenbodens zu bekommen und seine Kraft zu nutzen. Es würde Sie überfordern, jede Schicht der Beckenbodenmuskeln stets genau zu identifizieren! Aber ein paar grundlegende Informationen werden Ihnen helfen, Zusammenhänge zu erkennen und Becken wie Beckenboden auch aus ganzheitlicher Sicht zu betrachten.

Das Becken

Das Becken gehört anatomisch gesehen zum Bewegungsapparat. Einerseits ist es mit seinen großen Hüftgelenken das Bewegungszentrum des Körpers, andererseits stellt es als knöcherner Ring, der mit starken Muskeln, Bindegeweben und Bändern versehen ist, eine bergende, schützende Schale für die Verdauungs-, Ausscheidungs- und Sexualorgane dar.

Das Becken ist durch die Kreuzbein-Darmbein-Gelenke mit der Wirbelsäule verbunden. Es trägt Rumpf, Arme und Kopf und leitet diese Last über die Hüftgelenke an die Beine weiter. Der aufrechte Gang und jedes Vorwärtsschreiten – auch bezogen auf die geistige und emotionale Ebene – wird durch Beckenkraft getragen und ausbalanciert.

Rechtes und linkes Hüftbein sind symmetrisch angeordnet und bestehen jeweils aus Darmbein, Sitzbein (Sitzhöcker) und Schambein. Im Rücken sind sie durch das Kreuzbein verbunden. An der Vorderseite besteht die Verbindung aus einer Knorpelschicht, der Schambeinfuge. Das Becken ist beim aufrechten Stehen leicht nach vorn geneigt.

Unterschieden wird zwischen dem großen Becken, das von den Darmbeinschaufeln und dem Kreuzbein begrenzt wird. Es dient dazu, die Eingeweide des Bauches zu tragen. Das kleine Becken umschließt die inneren Geschlechtsorgane, Harnblase und Harnleiter sowie den Mastdarm (Rektum). Es wird von den Schambeinen und den Sitzbeinen begrenzt und ist mit Muskeln ausgekleidet. Ein Baby muß normalerweise diesen relativ engen Geburtskanal des kleinen Beckens passieren, um das Licht der Welt zu erblicken.

Die meisten Hauptmeridiane, die in der traditionellen chinesischen Medizin eine große Rolle spielen, da sie den Organismus mit Lebensenergie (Qi) versorgen, durchlaufen die Beckenregion. Kommt es hier zu einer Blockade der feinstofflichen Energiekanäle aufgrund von falscher Lebensweise und emotionaler oder körperlicher Disharmonie, wird schnell der ganze Körper in Mitleidenschaft gezogen.

Ein starres Becken ist meist Ausdruck eines Staus der Lebensenergie. Die tiefere Ursache sind in der Regel unverarbeitete Emotionen, Konflikte und Ängste, die

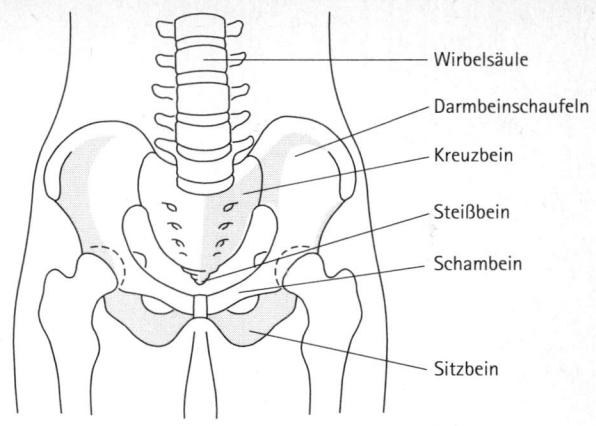

Wirbelsäule
Darmbeinschaufeln
Kreuzbein
Steißbein
Schambein
Sitzbein

sich körperlich im Becken – dem Brennpunkt von Themen wie Sexualität, Kot, Unverdaulichkeit, Ausscheidung und Tod – manifestieren. Umgekehrt können sich über eine Stimulation des Beckens negative Spannungen entladen und emotionale Blockaden auflösen. Ein bewegliches Becken, das mitschwingen darf, sorgt für einen freien Fluß von Lebensenergie und für einen kontinuierlichen Druckausgleich. Die zum Beispiel auf den Schultern lastenden emotionalen Bürden können über das Becken »geerdet« werden, das heißt, Spannungen werden vom Becken über die Beine und Füße an den Boden abgegeben. Steigt der Druck im Beckenraum – sei es durch Lachen, Niesen, Husten oder Anheben der schweren Einkaufstasche, sei es durch psychischen Druck, der sich auf die körperliche Ebene verlagert hat, um auf sich aufmerksam zu machen –, kann es zu Beschwerden kommen, etwa zur Harninkontinenz, denn der Beckenboden, der beispielsweise durch einen Dammschnitt verletzt ist, vermag dieser Belastung nicht standzuhalten.

Der Beckenboden

Das Becken wird unten durch die Muskel- und Bindegewebsschichten des Beckenbodens begrenzt, die zwischen Schambein zum Kreuzbein und zwischen den Sitzknochen zum Teil trichterförmig, zum Teil als waagerechtes Gitter und zum Teil als U-förmige Schlingen aufgespannt sind. Der Beckenboden hat die Aufgabe, den Bauchraum abzuschließen, die Beckenorgane zu stützen und ihre Lage zu stabilisieren. Der aufrechte Gang wäre ohne einen gut funktionierenden Beckenboden, der hilft, das Gewicht der Eingeweide aufzufangen, anzuheben und abzufedern, nicht denkbar.

Der Beckenboden ist einerseits dazu gemacht, festzuhalten und zu schließen. Andererseits muß er sich auch öffnen können – bei der Geburt eines Babys. Auch muß er die Kontrolle über die Ausscheidungsöffnungen von Harnröhre und Darm mit ausüben. Das kontrollierte Öffnen und Schließen der Ausscheidungskanäle durch die Schließmuskeln und die Muskeln des Beckenbodens wird als Kind erlernt und kann in späteren Lebensjahren wieder trainiert werden, wenn das Beckenbodengewebe etwa durch die Hormonumstellung in den Wechseljahren gelockert ist.

Der anatomische Blick auf die Beckenbodenmuskulatur

zeigt ein höchst differenziertes, exakt aufeinander abgestimmtes, mehrstöckiges Gebilde von übereinander und nebeneinander angebrachten Haltesträngen und Muskelplatten, die von vorn nach hinten, von rechts nach links und schräg zur Seite ein elastisches Sicherungsnetz knüpfen. Zudem schlingen sich verschiedene Muskelstränge um Darmausgang, Scheidenöffnung und Harnröhrenöffnung und bilden um Darm- und Scheidenöffnung eine Acht.

Die Schichten des Beckenbodens

Zweidimensionale anatomische Abbildungen des Beckenbodens mit seinen ineinandergreifenden, sich gegenseitig verstärkenden Muskeln sind verwirrend genug. Um die Kraft des Beckenbodens zu verstehen, ist es jedoch wichtig, drei seiner Schichten zu unterscheiden:

1. Die innere Schicht *(Diaphragma pelvis)* wird vom starken *Musculus levator ani* (mit Unterabteilungen *M. pubococcygeus*, *M. iliococcygeus* und *M. puborectalis*) gebildet. In zwei Strängen läuft der *M. levator ani* von der Steißbeinspitze nach vorn und ist außerdem wie ein Fächer breitflächig an beiden Beckenseiten befestigt. Während sich das Zwerchfell, das den Bauchraum zur Brust abschließt, nach oben wölbt, bildet der *M. levator ani* einen Trichter: Er neigt sich zum einen von hinten oben nach vorn unten und zum anderen von der Seite oben zur Mitte unten.

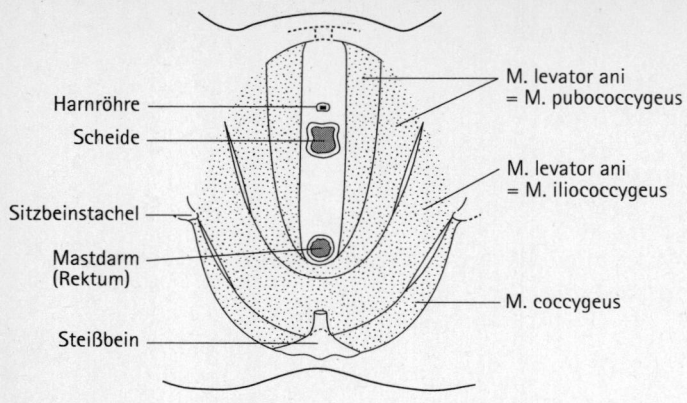

Harnröhre

Scheide

Sitzbeinstachel

Mastdarm
(Rektum)

Steißbein

M. levator ani
= M. pubococcygeus

M. levator ani
= M. iliococcygeus

M. coccygeus

In der Trichtermitte liegen unten die Öffnungen von Darm, Scheide und Harnröhre. Wird diese innere Schicht angespannt, hebt sich der Beckenboden und verschließt seine Ausgänge. Die Levatorschenkel, die das sogenannte Levatortor (Levatorspalt) bilden, können zum Beispiel durch Entbindungen erschlaffen, was dann zu einer Senkung von Harnblase und Gebärmutter führt. Man unterscheidet bei den Levatorschenkeln zwischen einem vorderen Teil (*M. pubococcygeus*) und einem hinteren Teil (*M. iliococcygeus*). Als hinterster Beckenbodenmuskel der innersten Schicht spannt sich schließlich noch der *M. coccygeus* von den Sitzbeinstacheln zum Kreuz- und Steißbein.

2. Die mittlere Schicht wird als *Diaphragma urogenitale* bezeichnet. Sie ist im vorderen Teil des Beckenbodens quer gespannt und sichert damit den Spalt, den

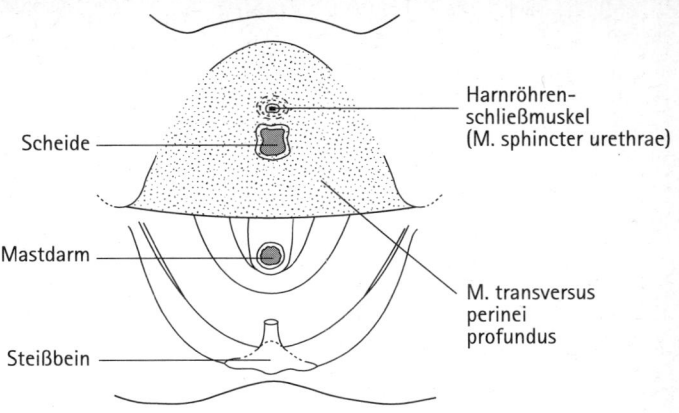

Harnröhren-
schließmuskel
(M. sphincter urethrae)

Scheide

Mastdarm

Steißbein

M. transversus
perinei
profundus

der *M. levator ani* öffnet, um Harnröhre und Scheide durchtreten zu lassen. (Der After wird mit dem inneren, U-förmig geschlungenen Teil des *M. levator ani* [*M. puborectalis = 1. Schicht*] zusammen mit dem äußeren Ringmuskel [*M. sphincter ani externus = 3. Schicht*] geschlossen.) In dieser mittleren Schicht enthalten sind der tiefe Dammuskel (*M. transversus perinei profundus*) und der äußere Harnröhren-Schließmuskel (*M. sphincter urethrae externus*).

3. Die äußere Schicht umfaßt Schließmuskeln, die in einer Acht die Öffnungen von Scheide und Darm umschlingen. Der *M. bulbocavernosus (bulbospongiosus)* schnürt die Scheidenöffnung ein, der bereits genannte *M. sphincter ani externus* den Darmausgang. Der Damm wird in dieser dicht an der Hautoberfläche liegenden Schicht durch den *M. transversus perinei superficialis* verstärkt; er ist rechts und links an den

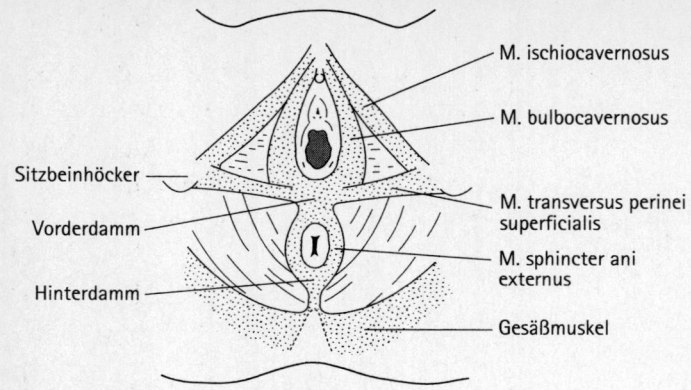

Sitzbeinhöcker — M. ischiocavernosus

M. bulbocavernosus

Sitzbeinhöcker —

M. transversus perinei
superficialis

Vorderdamm —

M. sphincter ani
externus

Hinterdamm —

Gesäßmuskel

Sitzbeinhöckern befestigt. Mit dem *M. ischiocaver-nosus*, der an jeder Seite zwischen Schambeinast und Sitzhöcker aufgehängt ist, bildet er ein Dreieck.

Der Beckenboden ist für das Auffangen starker Belastungen und das Abdichten des Beckenraumes konstruiert. Doch zeigt er sich nicht nur von seiner starken Seite. Geschwächt wird er zum Beispiel durch Überdehnungen und Einrisse bei Entbindungen (im Liegen), Dammschnitte, fehlende oder falsche Bewegung, schlechte Körperhaltung durch das Tragen von hochhackigen Schuhen, Östrogenmangel in den Wechseljahren, Gebärmuttervorfall, Blasensenkung, geistig-emotionale Erschlaffung oder aber nervöse Hochspannung.

Der Beckenboden fängt nicht nur das Gewicht der inneren Organe auf, in ihm sammelt sich auch der »Bodensatz« aller konfliktreichen Beckengefühle, die um

24

Sexualität und Scham, Lust und Angst, Fortpflanzung und Tod, Macht und Ohnmacht, Aufnahme und Ausscheidung, Festhalten und Loslassen kreisen. Er ist ein Ort, wo Lebensängste und emotionaler Schmerz nur allzu schnell gespeichert werden. Die Erfahrung zeigt, daß ein wirkungsvolles Beckenbodentraining immer mit der Begegnung, Bewußtmachung und möglicherweise endgültigen Klärung verschiedenster emotionaler Blokkaden verbunden ist.

Sehr anschaulich zeigt Randolph Stone in seinem Buch *Polaritätstherapie*, wie der Beckenboden die Körperhaltung und Körpersprache nicht nur auf der physischen Ebene beeinflußt und wie er einen emotionalen Zustand, der zur Lebenshaltung geworden ist, recht deutlich widerspiegelt. Im Beckenboden festgehaltene Gefühle führen beispielsweise auch zu einer Verspannung des Zwerchfells, der elastischen Scheidewand (Diaphragma) zwischen Brust- und Bauchraum. Folge ist, daß die Schultern nach vorn gezogen werden, um das Herz vor Angriffen von außen zu schützen. Wird die Basis, der Beckenboden, wieder gestärkt, können sich auch Schultern und Rücken entspannen. Die Brust wird weiter und kann Herzenergie ausstrahlen. Körperliches Training und heilsame geistig-emotionale Bewußtwerdung gehen dabei Hand in Hand.

Die Kehle mit den Stimmbändern, die ebenfalls frei schwingen möchten, steht genauso mit dem Beckenboden in Verbindung. Sänger lernen, sich das Volumen ihrer Stimme aus dem Beckenboden heraus zu erarbeiten. Eine Frau, der es die Kehle zuschnürt, kann die Ursache für diese Energieblockade in vielen Fällen in ungelösten »Unterleibsthemen« finden und sie auch über die Stärkung des Beckenbodens angehen. Das gleiche gilt für zusammengepreßte, erstarrte Kiefergelenke, die ebenfalls auf eine Blockade im Beckenboden hinweisen. Ein verspannter Beckenboden, der »dichtmachen« will und sich argwöhnisch und kritisch dem Lebensfluß verschließt, kann sich darüber hinaus in tiefen senkrechten Stirnfalten zeigen.

Eine zu große emotionale Offenheit und Nachgiebigkeit oder aber eine geistig-emotionale Erschlaffung spiegeln sich durchaus auch im Beckenboden wider, der sich dann, wie etwa zugleich die Gebärmutter und die Blase, schlicht »hängenläßt«.

In der östlichen Medizin dient der Beckenboden als ein wichtiges Schloß, um die Lebensenergie (Qi) im Körper zu bewahren. Eine Beckenbodenschwäche geht demnach immer mit einem Kräfteverlust einher und muß dringend vermieden werden. Um die eigene Vitalität zu bewahren und zu stärken, wird versucht, Beckenboden und Damm (die Zone zwischen Anus und Genitalien) bewußt zu kontrollieren und als Energiepumpe einzusetzen. Ziel ist es, die Lebensenergie im Unterbauch (japanisch: Hara, chinesisch: unteres Dantien) zu speichern oder an der Wirbelsäule entlang nach oben zu lenken und im Körper kreisen zu lassen, um Körper und Geist zu entwickeln.

In unserer Kultur ist der Beckenboden dagegen eine kaum beachtete und wenig trainierte Körperregion, selbst bei sonst recht sportlichen Menschen. Diese Tatsache mag damit zusammenhängen, daß er im Zuge einer rigiden Sexual- und Reinlichkeitserziehung verpönt und mit Schamgefühlen besetzt wurde. Der Damm- und Beckenregion zudem besondere spirituelle Kräfte zuzuschreiben sprengt außerdem die westliche, materialistisch ausgerichtete Perspektive. So rückt der Beckenboden den Frauen erst während der Schwangerschaft oder Rückbildungsgymnastik ins Bewußtsein. Meist dreht es sich bei diesen Übungen aber nur um den reparaturbedürftigen, geschwächten oder beanspruchten Beckenboden, nicht um seine energetisierenden sowie seine erotischen, lustvollen Wirkungen. Ausnahme ist das sogenannte PC-Muskel-Training, das inzwischen auch im Westen populär geworden ist. Der *Musculus pubococcygeus* (PC-Muskel) kontrolliert als Unterabteilung des Beckenboden-Hauptmuskels die Öffnungen von Harnröhre, Scheide und Anus. Durch bewußte Kontraktionen des PC-Muskels werden sexuelle Energien erzeugt, die zum einen das Liebesleben intensivieren, zum anderen das Gehirn stimulieren und den gesamten Organismus erfrischen und beleben (Übungen siehe Seite 73 und 89).

Die Geschlechtsorgane

Zu den im kleinen Becken gelegenen inneren Geschlechtsorganen der Frau gehören die Eierstöcke und Eileiter, die Gebärmutter und die Scheide. Verschiedene spezielle Bänder und die Muskeln des Beckenbodens halten und stützen diese weiblichen Schätze.

Die *Eierstöcke,* in denen während der physisch fruchtbaren Lebensjahre der Frau Eier reifen, um ausgesandt zu werden, sind vom Rhythmus des Mondes beeinflußt. Sie sind die seit der Geburt der Frau vorhandenen Speicher von Lebenskraft. Neben einem Eisprung zur Mitte des rund 28- bis 30tägigen Monatszyklus, der auf alle Emotionen und auf äußere wie innere Eindrücke und Veränderungen sehr empfindlich reagiert, existiert allerdings noch ein konstanter, exakt berechenbarer Mondzyklus. Er wird durch den Mondstand am Tag der Geburt einer Frau festgelegt und gilt ihr ganzes Leben lang. Im Idealfall decken sich beide Zyklen, meist verlaufen sie jedoch unabhängig voneinander und vergrößern die Chancen für die Empfängnis eines Kindes. (Nähere Informationen zum immer noch weithin unbekannten Mondzyklus in dem Buch Sharamon/Baginski: *Kosmobiologische Empfängnisplanung.*)

Ein aktiver, trainierter und bewußt eingesetzter Beckenboden sorgt nicht nur für guten Halt, sondern auch für eine gute Durchblutung und Energieversorgung im kleinen Becken. Weiblicher Zyklus und weibliche Fruchtbarkeit profitieren davon.

Im Mittelpunkt des Beckens ruht die *Gebärmutter.* Sie ist ein zwischen Harnblase und Darm gelegener birnenförmiger Muskel. Vordergründig gesehen ist sie dazu da, dem befruchteten Ei ein Nest zu bieten. Sie hält, schützt und versorgt das heranwachsende Baby und hilft ihm schließlich mit ihren Kontraktionen, auf die Welt zu kommen. Eine verbreitete Meinung besagt deshalb, daß die Gebärmutter (der »Fruchthalter«) überflüssig wird, wenn eine Frau die Wechseljahre erreicht hat oder sie sich nach mehreren Geburten keinen Nachwuchs mehr wünscht. Aus diesem Grund wird leider heute immer noch allzu schnell die scheinbar nutzlos gewordene Gebärmutter entfernt, sobald sich Myome oder andere Leiden zeigen, die durch eine ganzheitliche Behandlung wieder zum Verschwinden gebracht werden könnten. Solche vorübergehenden Gesundheitsstörungen rechtfertigen an sich noch nicht das drastische Eingreifen einer Gebärmutterentfernung – wie es im Fall von Krebsgeschwüren oder einem schweren Gebärmuttervorfall angebracht wäre.

Die Gebärmutter ist keineswegs ein mechanischer Gebärapparat, der irgendwann überflüssig wird. Sie spielt zum einen medizinisch gesehen eine wichtige Rolle im Stoffwechsel- und Hormonhaushalt. Eva Schindele *(Pfusch an der Frau)* beschreibt in aufrüttelnder Weise, wie der gesamte weibliche Organismus aus dem Takt gerät, wenn er der Gebärmutter beraubt wird. Die Gebärmutter fungiert zum anderen auch als das zentrale intuitive Wahrnehmungsorgan der Frau, als Vermittlerin urweiblicher Lebensgefühle und Lebensorientierung sowie als eine Verbindung zum tiefsten persönlichen Kern. Das weibliche Bauchgefühl hat seinen Ursprung in der Gebärmutter. Sie ist die Höhle des machtvollen Drachen, der die Kraft hütet. Die Gebärmutter stellt somit den energetischen Schwerpunkt der Frau dar – den Ruhepol, wo Energien gesammelt werden, und gleichzeitig das Aktionszentrum, das Energien ausstrahlt, um etwas zu bewirken. Sie ist der geistige wie physische Ort von Wachstum und Geburt. In ihrer Höhlung kommt es auch zu Ablösung und Tod, die ebenfalls Teil der Kreisläufe der Natur sind. »Hara« ist ein (männlich geprägter) Begriff aus der östlichen Tradition, der dieses Phänomen umschreibt. Eine Frau trägt also von Geburt an ein Zentrum spiritueller, psychischer und physischer Kraft gut lokalisierbar in sich – nämlich mitten in ihrem Becken. Während die Ärztin Christiane Northrup (*Frauen-Körper, Frauen-Weisheit)* die Gebärmutter als Symbol für das Selbstvertrauen sowie die Träume einer Frau und das Selbst, das sie »gebären« will, sieht, geht der schamanische Lehrer und Zauberer Don Juan (Carlos Castaneda: *Tensegrity)* noch einen Schritt weiter. Er sieht die Gebärmutter als ein »Organ der Bewußtheit, das Gedanken verarbeiten kann, die nicht Teil unserer normalen Wahrnehmungsprozesse sind«. Beneidenswertes weibliches Geschlecht, das diesen Schatz in die Wiege gelegt bekommen hat.

Falls eine Frau durch eine Operation ihre physische Gebärmutter verloren hat, kann sie sich dennoch jederzeit auf den Geist ihrer Gebärmutter einstimmen. Auf der feinstofflichen Ebene ist die Gebärmutter weiterhin vorhanden und nimmt ihren angestammten Platz ein.

Das Becken und den Beckenboden geschmeidig und doch fest zu machen wirkt sich in vielerlei Hinsicht positiv auf die Gebärmutter aus. Sie wird gut durchblutet und gestützt, sie behält ihre Elastizität. Vor allem der *Musculus levator ani* tonisiert durch seine Kontraktionen die Gebärmutter. Durch einen beweglichen Bekkenboden gelangt der Atem – und damit auch Bewußtheit und Energie – zudem besser in ihre Tiefe und ermöglicht es der Frau, vielleicht zum ersten Mal bewußt auf den Rat ihrer Gebärmutter zu hören.

Die *Scheide* ist ein Muskelschlauch, der von der Gebärmutter – genauer: vom Gebärmutterhals – zur Vulva führt. Sie grenzt an die Harnblase und Harnröhre sowie an den Mastdarm (Rektum). Wie Harnröhre und Darm durchquert die Scheide den Beckenboden. Im Gegensatz zu den beiden besitzt sie keinen Schließmuskel, doch kann sie durch den U-förmig geschlungenen *Musculus bulbocavernosus (bulbospongiosus)* des Beckenbodens zusammengeschnürt werden.

Ihre Lage und Verbindung zu den Nachbarorganen bringen es mit sich, daß sich jede Erschlaffung oder Anspannung im Beckenraum auch auf die Scheide auswirkt. Die Scheide selbst, aber auch der sie umgebende Beckenboden können allerdings trainiert werden.

Bei einem Gebärmuttervorfall (Prolaps) rutscht die Gebärmutter mehr oder weniger stark in die Scheide und beeinträchtigt durch diese drastische Lageveränderung vor allem auch die Harnblase und den Darm. Die Scheide wird quasi durch die Gebärmutter verstopft, was auf der symbolischen Ebene ein Hinweis auf sexuelle Konflikte um Hingabe und Lust sein kann. Der Geschlechtsverkehr, bei dem die Scheide den Penis aufnimmt, wird durch den Gebärmuttervorfall gestört oder gar verhindert. Oder es handelt sich bei einem Gebärmuttervorfall um einen Hinweis auf Konflikte um Mutterschaft und

Fruchtbarkeit, für die eine Frau noch keinen angemessenen Platz im Leben gefunden hat. Es kann auch sein, daß irgendeine innere Stimme meint, daß die Gebärmutter nach dem ersten, zweiten oder dritten Kind ihre Schuldigkeit getan hat, so daß ihr keine Aufmerksamkeit mehr geschenkt werden muß und auch Sexualität und Erotik nun abgehakt sind. Schließlich ließe sich die Lageveränderung der Gebärmutter auch als verzweifelter und letztlich vergeblicher Versuch deuten, ein Energieleck in der Dammregion zu schließen.

Zu den äußeren weiblichen Geschlechtsorganen, die unterhalb des Beckenbodens gelegen sind, zählen Scheidenvorhof (in den die Harnröhre mündet), große und kleine Schamlippen sowie die Klitoris. Die Zone der äußeren Geschlechtsorgane wird als *Vulva* bezeichnet.

Zwischen Anus und Scheideneingang liegt der *Damm* (Perineum). Bei Entbindungen wird zum Teil routinemäßig ein Dammschnitt durchgeführt, um die Geburt zu erleichtern oder zu beschleunigen. Diese Praxis ist sehr umstritten, da der Eingriff zu Narben und Gefühllosigkeit im Bereich des Damms führt. So manche Frau verliert damit das Gespür für ihren Beckenboden, den sie möglicherweise noch gar nicht richtig kennen- und schätzengelernt hatte. Bei Entbindungen in der Rückenlage statt im Hocken kann es zudem sehr leicht zu Dammrissen kommen, die auch den *Musculus levator ani*, den starken Beckenbodenmuskel, in Mitleidenschaft ziehen. Spätestens an diesem Punkt empfiehlt sich ein

Beckenbodentraining, um eine geschmeidige und solide Basis wiederzuerlangen.

In der chinesischen Medizin markiert der Dammpunkt den Beginn des Meridians, der in der Körpermitte zum Unterkiefer und einem Punkt unterhalb der Lippen aufsteigt (»Konzeptionsgefäß«). Der Dammpunkt (Huiyin = Zusammenkunft des Yin) hat eine stützende Wirkung auf den Nierenmeridian. Seine Stimulation wirkt sich unter anderem positiv bei Gebärmuttervorfall, Menstruationsbeschwerden und Störungen beim Harnlassen aus.

Im östlichen Tantrismus trägt die Vulva die Bezeichnung Yoni. Sie wird als Urbild der Großen Mutter und Quelle allen Lebens religiös verehrt. Ihr Symbol ist das nach unten gerichtete Dreieck. Andere Symbole sind das Oval oder Ei oder verschiedene Früchte. Die heute im Westen zunehmend verbreiteten sexuellen Techniken des Tantra geben vielerlei Anregung, Damm und Beckenboden auch wieder als Sexualorgane zu verstehen, zu nutzen und zu achten und sie aus der Tabuzone von »Scham« und Ausscheidung, Geburtsverletzung und Schmerz zu holen.

Die Harnblase und Harnröhre

Kommen wir zu dem Organ, das die meisten Frauen dazu bringt, sich ihres Beckenbodens bewußt anzunehmen: die Harnblase mit ihrer etwa vier Zentimeter langen, parallel zur Scheide verlaufenden Harnröhre.

Die Harnblase liegt hinter dem Schambein auf dem Beckenboden. Sie besitzt zwei Verschlüsse. Der innere unwillkürliche, das heißt nicht mit dem Willen steuerbare Schließmuskel der Harnröhre befindet sich über dem Beckenboden, den die Harnröhre dann durchquert. Der willkürliche zweite Schließmuskel besteht aus Muskelfasern des Beckenbodens; sie umschlingen die Harnröhre. Die Harnröhre mündet hinter der Klitoris in den Scheidenvorhof.

Sobald die Harnblase mit etwa 350 ml Urin gefüllt ist, beginnen Rezeptoren in der Blasenwand die nun kontinuierlich zunehmende Dehnung der Blase (maximal kann die Blase etwa das Doppelte an Urin aufnehmen) an das Gehirn zu melden. Es entwickelt sich ein immer stärker werdender Harndrang. Aufgrund von Nervenimpulsen öffnet sich der innere Schließmuskel, während der äußere noch geschlossen bleibt und den Urin zurückhält. Dieser äußere Schließmuskel wartet auf den willentlich gegebenen Befehl, aufzumachen, um den Urin abfließen zu lassen und die Blase wieder zu entspannen. Das kontrollierte Abgeben von Harn muß als Kind gelernt werden, es setzt eine recht differenzierte Koordination von Muskel- und Nervenkraft voraus.

Wird das feine Zusammenspiel gestört, kommt es zur Inkontinenz. Fast ausschließlich Frauen leiden an der sogenannten Streßinkontinenz, dem Harntröpfeln ohne vorherigen Harndrang. Ursache ist ein erschlaffter, geschwächter Beckenboden, der empfindlich und gestreßt auf Druckveränderungen in Bauchraum und Becken reagiert (Husten, schweres Heben, emotionale Lasten).

Daneben gibt es die sogenannte Dranginkontinenz, von der körperlich und seelisch beanspruchte Frauen und vor allem ältere Menschen beiderlei Geschlechts betroffen sind. Sie leiden unter einer überaktiven Blase bei gleichzeitigem Verlust der Kontrolle über den Verschlußmechanismus. Vorstufe der Dranginkontinenz ist die Reizblase. Weitere Formen von Harninkontinenz betreffen schwere Erkrankungen oder Verletzungen, die jedoch in keinem engeren Zusammenhang zum Thema Beckenbodentraining stehen und deshalb hier nicht weiter erläutert werden.

Ob Drang- oder Streßinkontinenz – stets geht es bei diesen Beschwerdebildern um ein Mißverhältnis von Druck und Ausgleich sowie um mißglückte Kontrolle und das Loslassen von Verbrauchtem auf einer falschen Ebene. Das Tröpfeln des Harns kann als ein fehlgeschlagener Versuch, dem Leben seinen Lauf zu lassen, interpretiert werden. Ein übermächtiger emotionaler Druck lastet auf der schwachen Blase, die entweder gereizt reagiert und sich verspannt und selbst Druck macht, oder die aus Hoffnungslosigkeit und Resignation keinem Druck mehr gewachsen ist und sich ganz der Schwäche hingibt. Die abgehenden Harntropfen sind manchmal nichts anderes als still vergossene Tränen der Trauer oder der verhaltenen, ohnmächtigen Wut.

Es ist bezeichnend, daß eine erste Hilfsmaßnahme bei plötzlich auftretendem Harndrang darin besteht, den Oberkörper nach unten zu beugen, um den Druck im Bauchraum zu verändern und den Blasenschließmuskeln Entlastung zu verschaffen. Gefordert ist jedoch letztlich, sich auch auf emotionaler, seelischer Ebene einem herrschenden (Veränderungs-)Druck zu beugen und zu einer neuen *inneren* Haltung zu finden. Das zieht sicher erst einmal auch schmerzliche äußere Veränderungen nach sich; es bringt aber auf lange Sicht mehr Glück, Wohlbefinden und Zufriedenheit.

Selbst in der Schulmedizin setzt sich die Auffassung durch, daß seelische Komponenten bei Blasenproblemen eine sehr große Rolle spielen. Immerhin kontrolliert das für Emotionen zuständige limbische System den Unterleib. Daß der Weg der Heilung manchmal überraschende Formen annimmt, bestätigt die Mitarbeiterin einer Wilhelmshavener Selbsthilfeorganisation: »In meiner Gruppe hatte ich zwei Frauen mit einer Reizblase. Die eine ließ sich scheiden, bei der anderen starb der Mann. Danach ging es beiden besser.« (*Süddeutsche Zeitung,* 28.7.1998).

Hier wird recht drastisch ausgedrückt, worum es im Grunde geht: um die gute, stärkende Verbindung zwischen Körper und Seele, um die Wechselbeziehung zwischen Gesundheit und Lebensweise. Offene oder verborgene Konflikte machen sich in der Regel über den Körper bemerkbar. Eine Krankheit vermittelt dann in symbolischer Sprache, was dem Betroffenen sowohl körperlich als auch seelisch fehlt. Verändert sich die innere Einstellung, was früher oder später äußere Veränderungen in Familie, Partnerschaft, Freundeskreis, Beruf usw. nach sich zieht, kann das Fehlende integriert werden und der Kranke gesunden – eben wieder heil werden. Andererseits ist eine Erkrankung oftmals ein von tieferer Weisheit gesteuerter Auslöser und Begleiter innerer Wachstumsprozesse und keineswegs nur der panische Hilfeschrei der Seele.

Der Darm

Auch der Mastdarm (Rektum) bahnt sich wie Scheide und Harnröhre einen Weg durch den Beckenboden. Der Darm wird durch einen unwillkürlich und einen willkürlich funktionierenden Schließmuskel, die übereinander liegen, sowie durch weiter höher liegende Beckenbodenmuskeln verschlossen. Der zum *Musculus levator ani* gehörende *Musculus puborectalis* umschlingt den Mastdarm. Eine Verletzung oder Lähmung dieses Muskels führt zur Darminkontinenz, die jedoch durch ein Beckenbodentraining allein kaum zu beheben ist.

Ein flexibler, starker Beckenboden erleichtert das Ausscheiden von Abfallstoffen – auch im übertragenen Sinne. Die gute Koordination der Schließmuskeln wird durch das Beckenbodentraining hervorragend unterstützt.

Das Zusammenziehen der Afterschließmuskeln ist im übrigen eine geeignete Übung, um Energie zu erden und sich gut in seinem physischen Körper zu verankern (siehe auch Seite 74).

Dieser kurze Überblick über das Becken hat sicher deutlich gemacht, wie stark alle Beckenorgane ihre gute

Lage sowohl den ausgewogenen Druckverhältnissen im Bauchraum als auch den verschiedenen elastischen Bändern, Bindegeweben und Muskeln verdanken – allen voran den Muskeln des Beckenbodens, auf denen diese Eingeweide letztlich ruhen. »Kippt« ein Organ, weil es an Energie und muskulärer Unterstützung fehlt oder ein Überdruck entstanden ist, werden die Nachbarorgane mitgezogen.

Bereits bei den normalen Körperfunktionen ist ein hohes Maß an Elastizität gefragt. Beispielsweise ruht die Gebärmutter auf der Blase. Füllt sich die Blase, richtet sich die Gebärmutter auf. Auch ein gefüllter Darm verändert die Lage der Gebärmutter. Genauso ist jede Körperbewegung beim Laufen, Liegen oder Sitzen von Einfluß. Andererseits kann auch die Gebärmutter Druck ausüben. Bei einem Gebärmuttervorfall wird die aufeinander abgestimmte Position von Harnblase und Harnröhre beeinträchtigt, und Inkontinenzprobleme sind die Folge.

Es bringt also in letzter Konsequenz nicht viel, Organe und Muskelpartien von Becken und Beckenboden isoliert zu betrachten oder trainieren zu wollen. Entlasten Sie sich von diesem Anspruch. Betrachten Sie lieber Ihr Becken samt Beckenboden als ein fein koordiniertes Kunstwerk, das Sie in seiner Gesamtheit wieder mehr beleben – durch körperliche Bewegungsübungen, durch Tanz und bewußtes Hineinspüren – und dem sie neuen Ausdruck verschaffen. Nutzen Sie Ihre Intuition und Ihr Körpergefühl, um ein ganz persönliches Verständnis für Ihre Kraftzentrale Beckenboden zu entwickeln. Wichtig

ist in erster Linie, daß Sie das Funktionsprinzip des Bek-
kenbodens verstehen: mit innerer Kraft sowohl anspannen als auch wieder loslassen können, um in jeder Hinsicht in Balance zu bleiben, den aufrechten Gang zu
üben und Druck standzuhalten.

Was noch dazugehört:
feinstoffliche Zusammenhänge

Die Chakren

Der menschliche Körper besteht nicht allein aus materiellen Substanzen wie Muskeln, Knochen, Nerven und Blut. Er verfügt auch über eine Aura, in der feinstoffliche Ventile – die Chakras – den Energiehaushalt des Organismus regulieren. Die trichterförmigen, farbigen Chakren, die mit ein wenig Übung von jedem ertastet oder erspürt, von hellsichtigen Personen jedoch auch klar visuell wahrgenommen werden können, schleusen Energien in den Körper hinein. Diese Energien stammen aus dem Kosmos, aus der Natur, von Gegenständen und Lebewesen. Außerdem geben die Chakras Energien ab – was wir manchmal als Ausstrahlung eines Menschen bezeichnen.

Die Größe und Beschaffenheit der Chakras sind ein Spiegel der physischen, psychischen und geistigen Entwicklung eines Menschen. Sie geben Rückschlüsse auf Gesundheit und Energiepegel.

Die Lehre von den Chakren steht im Mittelpunkt der östlichen Systeme traditioneller Heilkunst. Aber auch im Westen beziehen ganzheitlich orientierte Therapeuten und Mediziner die Chakra-Diagnose und Stimulation der Chakras in ihre Arbeit ein. Doch die Chakren werden nicht nur durch besondere Übungen oder Behandlungen harmonisiert und aufgeladen. In erster Linie sind es die

Die sieben Hauptchakren

CHAKRA	THEMA	KÖRPERZONE
1. Basis-(Wurzel-) Chakra am Ende des Steißbeins	Verwurzelung, Lebenswille, Lebenskraft	Knochengerüst und Wirbelsäule, Blut, Füße, Beine, Vulva, Beckenboden und Scheide, Ausscheidungsorgane, Nebennieren
2. Sakral-(Sexual-) Chakra unterhalb des Nabels	Sexualität, Kreativität	Gebärmutter, Eileiter, Eierstöcke (Keimdrüsen)
3. Solarplexus-Chakra	Lebensfreude, Selbstvertrauen	Bauch, Verdauungsorgane, Bauchspeicheldrüse
4. Herz-Chakra	Liebe, Mitgefühl	Herz, Brust, Blut, Thymusdrüse
5. Kehl-Chakra	Ausdruck, Selbstverantwortung	Atmungsorgane, Sprechorgane, Schilddrüse
6. Stirn-Chakra (Drittes Auge)	Erkenntnis	Augen, Nase, Ohren, Kleinhirn, Hirnanhangdrüse
7. Kronen-(Scheitel-) Chakra	Spiritualität	Großhirn, Zirbeldrüse

ganz alltäglichen Gedanken, die geistige Haltung, Gefühle und Bewegung sowie die Ernährung, die die Chakren anregen – oder auch dämpfen.

Es existieren sieben Hauptchakren, die an der Wirbelsäule entlang angeordnet sind und sich jeweils an der Körpervorderseite und am Rücken wie Blütenkelche nach außen öffnen. Jedem Chakra sind bestimmte Themen, körperliche wie geistige Entfaltungsschritte und Lebensaufgaben sowie Körperzonen zugeordnet (siehe Tabelle auf Seite 41). Mit Ausnahme des Basis-Chakras, das sich nach unten, und des Kronen-Chakras, das sich nach oben öffnet, existiert jedes Chakra auf seiner Körperhöhe in einer Vorder- und Rückseitenausführung. Beispielsweise öffnet sich das Herz-Chakra nach vorn mit einem Trichter auf der Brustmitte, zum anderen nach hinten mit einem Trichter zwischen den Schulterblättern.

Das Becken und der Beckenboden werden vor allem von drei dieser Chakren energetisiert: vom Basis-, Sakral- und Solarplexus-Chakra (siehe die Tabellen auf Seite 43 bis 45). Jedes Beckenbodentraining, jede Beckengymnastik stärkt und öffnet diese Chakren.

Wenn beim Beckenboden- und Beckentraining alle drei unteren Chakren angesprochen werden, erscheinen die Übergänge dieser Energiezentren oftmals fließend. Insgesamt gesehen ist der Unterleibsbereich der Hort physischer Verwurzelung, Lebenslust und Lebenskraft. Hier finden wir unseren Ruhepol, unsere Mitte. Im Kapitel

BASIS-CHAKRA

Sanskrit-Name: Muladhara = Wurzel, Basis
Lage: Damm
Farbe: Rot
Element: Erde
Planet: Mars
Korrespondenz-Chakra: Kronen-Chakra
Schwächung: Lebensangst, Weltflucht, vernachlässigte Körperkraft, Furcht, verborgene Aggression, schwacher Beckenboden, aus dem Kraft herausfließt; verspannter Beckenboden, der kein Leben in sich hinein und durch sich hindurch fließen läßt.
Stärkung: Lebenswille, sich vertrauensvoll von der Erde tragen lassen, Erdenergien durch Füße, Beine und Damm aufnehmen, kosmische Energien im Beckenboden erden, Hatha-Yoga, Luna-Yoga, rhythmische Stampfbewegungen, Bauchtanz, afrikanischer Tanz, Trommelmusik.
Besonderheit: Sitz der Kundalini, in der östlichen Tradition ein Energiepotential, das am Steißbein wie eine Schlange zusammengeringelt ruht und durch bestimmte Übungen (Kundalini-Yoga) zur Entfaltung gebracht werden kann. Die erweckte Kundalini steigt an der Wirbelsäule durch alle Chakras empor und bewirkt Einswerdung und Erleuchtung. Der starke Elefant ist der symbolische Träger des Lautes *Lang,* dessen Klang das Chakra stimuliert.

SAKRAL-CHAKRA

Sanskrit-Name: Svadhisthana = der eigene Ort
Lage: unteres Becken, oberhalb des Schambeins
Farbe: Orange
Element: Wasser
Planet: Mond
Korrespondenz-Chakra: Kehl-Chakra
Schwächung: Mangel an zärtlicher Zuwendung, fehlende Geborgenheit, sexuelle Hemmung, Verkniffenheit, Mißbrauch, Lustlosigkeit, Kälte, Gefühlsstau; verspanntes, steifes Becken, das nicht auf den Beckenboden antwortet, erschlafftes Becken, das durch seine Nachgiebigkeit an Energie verliert.
Stärkung: Lebensbejahung, Phantasie, Kreativität, Gefühlsausdruck, sexueller Austausch, Weiblichkeit zeigen; fließende, wiegende Bewegungen, Tantra-Yoga, Luna-Yoga, Bauchtanz, Kreistanz, Walzerklänge.
Besonderheit: Sitz der weiblichen Urkraft Shakti mit ihren hellen und dunklen Aspekten. Das Krokodil (der Drache) ist der symbolische Träger des Lautes *Vang,* der das Chakra stimuliert.

SOLARPLEXUS-CHAKRA

Sanskrit-Name: Manipura = Stadt des Juwels
Lage: Nabel
Farbe: Gelbgold
Element: Feuer
Planet: Sonne
Korrespondenz-Chakra: Herz-Chakra
Schwächung: Angst, Ohnmacht, Beeinflußbarkeit, Macht-mißbrauch, verdrängte Wut, Gereiztheit, emotionale Mani-pulation, Materialismus; ein schwacher Beckenboden, der den Körper nicht selbstbewußt aufrichten kann.
Stärkung: Selbstbewußtsein, Selbstachtung, Individuali-tät zeigen, selbstsicher Grenzen setzen, Tatkraft, Fülle annehmen; Hatha-Yoga, Bauchtanz, schnelle, feurige Musik.
Besonderheit: Der Widder ist der symbolische Träger des Lautes Rang, der das Chakra stimuliert.

»Das Hara« (siehe Seite 55) kommt dieser Aspekt noch einmal zur Sprache.

Über die Lehre von den Chakren wird die enge Verflechtung von Körper, Geist und Seele nachvollziehbarer und verständlicher, denn die Energie oder Lichtkraft, die von ihnen aufgenommen wird, berührt den ganzen Menschen. Die Chakren sind eine Schnittstelle von physischer und geistiger Ebene des Daseins. Wenn die Energie im Beckenbereich durch Körperübungen angeregt wird, können zugleich verschüttete Gefühle, die »Kränkungen« im Energiefluß hervorgerufen haben, ins Bewußtsein emporgetragen und geheilt werden. Mit der Auflösung von Bewegungseinschränkungen lassen sich oftmals nicht nur schmerzhafte Gefühls-, sondern auch einschränkende Denkmuster aufspüren und durch konstruktive Haltungen ersetzen. Umgekehrt ist es möglich, mit geistiger, mentaler Kraft – zum Beispiel durch Visualisierung – positiven Einfluß auf die physische Verfassung zu nehmen, Körper und Chakren anzuregen oder zu entspannen und die körpereigene Selbstheilungskraft zu mobilisieren.

Der kraniosakrale Puls

Ein weiteres subtiles Energie- und Balancesystem ist der kraniosakrale Puls. Darunter versteht man den wechselnden Druck der sich ständig erneuernden zerebrospinalen Flüssigkeit (Liquor), der ein rhythmisches Ausdehnen und Zusammenziehen der Schädelknochen und des Gewebes um die Wirbelsäule bewirkt.

Die zerebrospinale Flüssigkeit wird im Gehirn gebildet und fließt zwischen den Häuten (Meningen), die das Gehirn und das Rückenmark umkleiden, an der Wirbelsäule hinab und dann wieder ins Gehirn hinauf. Die zwischen Schädel (Kranium) und Kreuzbein (Sakrum) pulsierende zerebrospinale Flüssigkeit ist äußerst nährstoffreich. Sie versorgt die Nerven mit Nahrung, ja, sie badet sie darin, und sie transportiert Abfallstoffe ab. Außerdem hat sie die Aufgabe, die im Rückenmarkskanal gelegenen Nerven und das Gehirn vor Stößen und Verletzungen zu schützen.

Der von Herzschlag und Atmung unabhängige kraniosakrale Puls kann sechs- bis zwölfmal pro Minute ertastet werden. Er gibt Rückschlüsse auf die Anspannung in den Körpergeweben und Gelenken. Speziell Becken und Beine werden wie Rippen und Schultern in ihrer Bewegung und Beweglichkeit vom kraniosakralen Rhythmus beeinflußt. Disharmonien, die sich verfestigt haben, zeigen sich dann vor allem an den Diaphragmen wie Zwerchfell und Beckenboden sowie am Gewebe im Schultergürtel und am Übergang vom Hals zum Schädel.

Im Zuge der relativ einfach durchzuführenden Ausbalancierung des kraniosakralen Pulses kommt es zu einer Entspannung des Bindegewebes, das nun gespeicherte negative Informationen löschen und belastende emotionale Ladungen abfließen lassen kann. Die therapeutische Harmonisierung des kraniosakralen Rhythmus geschieht durch sanften Druck der Hände auf die Schädelknochen und die von Verspannung betroffenen Körperstellen. Spontane feinste Körperbewegungen werden sanft unterstützt. Dabei lassen sich die auf Seite 27 genannten Zuordnungen wie zum Beispiel Unterkiefer – Beckenboden gut wahrnehmen. Ein Lösen des Kiefergelenkes, die Arbeit am Zungenboden oder an den Zahnreihen wirkt sich entspannend und harmonisierend auf den Beckenboden aus, der nun die über Füße und Beine aufsteigenden Energieströme flexibel aufnimmt und Richtung Herz und Kopf passieren läßt.

Wie schon erwähnt, umschließt das Körpergewebe Erinnerungen und lagert sie ein. Folge ist meist eine Hemmung im Energiefluß, was sich dann unter anderem als Verspannung zeigt. Das Becken ist in diesem Zusammenhang ein besonders sensibler Erinnerungsspeicher. Verspannungen im Beckenboden, die beispielsweise zu einer Reizblase führen, können also auch durch die sanfte, gleichzeitig recht tiefgreifende Kraniosakral-Therapie aufgelöst werden.

Allerdings kann auch ein gezieltes Muskeltraining Abhilfe schaffen und sich generell stimulierend auf den kraniosakralen Puls auswirken. Indem der *Musculus coccygeus* das Steißbein und die Spitze des Kreuzbeins nach vorn zieht, beeinflußt er den kraniosakralen Puls. Insgesamt hat die Beweglichkeit und geschmeidige Kraft der Beckenbodenmuskeln Auswirkungen auf Kreuz- und Steißbein, an denen sie zum Teil aufgehängt sind, und letztlich auf die gesamte Wirbelsäule. Der Beckenboden nimmt so Einfluß auf den sensiblen kraniosakralen Puls, der jedes Spannungsungleichgewicht in den Bindegeweben abbauen hilft. Ein gut trainierter und lebendiger Beckenboden sorgt also auch auf den feinsten Ebenen körperlicher Selbstregulation wie dem kraniosakralen Rhythmus, der auch als »Atem des Lebens« bezeichnet wird, für den richtigen Tonus, für Gesundheit und Wohlbefinden.

Die Meridiane

Nach der chinesischen Medizin hängen Gesundheit und Wohlbefinden von einem harmonischen Fließen der Lebensenergie Qi im Körper ab. Gesundheitsstörungen werden als Schwächung, Hemmung oder Blockade des Qi in bestimmten körperlichen Funktionskreisen wie etwa »Niere« diagnostiziert. Die Funktionskreise umfassen allerdings mehr als nur das Organ, das ihnen den Namen gibt. Zum Beispiel reguliert die »Niere« unter anderem auch das angeborene Qi (die angeborene energetische Konstitution) sowie die Stabilität von Knochen und Zähnen. Die Therapie besteht darin, den Qi-Fluß in seinen Leitbahnen, den Meridianen, wieder anzuregen oder auszugleichen, zum Beispiel durch Akupunktur oder Akupressur.

Durch die Beckenregion führen die Hauptmeridiane der Funktionskreise Niere und Blase, Milz und Magen, Leber und Gallenblase sowie weitere Leitbahnen. Bei einem beweglichen Becken werden diese Energiegefäße durch Kreisen und Beugen massiert, das geschieht zum Beispiel sehr intensiv beim Bauchtanz. Der Qi-Fluß wird durch die Bewegungen stimuliert. Da aber alle Leitbahnen durch ihre Verzweigungen miteinander in Verbindung stehen, wirkt Beckengymnastik recht intensiv auf die Energieversorgung des gesamten Organismus. Beim Bauchtanz sind zudem die Füße mit ihren Reflexpunkten stark einbezogen, wodurch der Körper noch mehr angeregt und von Energie durchströmt wird.

Niere und Blase

Niere (Yin) und Blase (Yang) sind nach der traditionellen chinesischen Medizin komplementäre Organe. Beide werden dem Element Wasser und der Emotion Angst zugeordnet. Schockerlebnisse und Kälte (auch emotionale Kälte) hemmen den Qi-Fluß in ihrem Bereich.

Nach chinesischer Auffassung übt die Niere Einfluß auf die Vitalität aller anderen Organe des Körpers aus; sie wird als Quelle des Lebens angesehen. Über die Funktionen im Rahmen von Ausscheidung und Wasserhaushalt hinaus bestimmt die Niere unter anderem Körperwachstum und geistige Entwicklung sowie die sexuellen Reaktionen und die Fruchtbarkeit. Alle Aspekte der Fortpflanzung unterstehen der Niere.

Die Blase fungiert als Außenstation der Niere. Eine Disharmonie oder Schwäche des Energieflusses in ihrem Bereich zeigt sich als Inkontinenz, Harnverhaltung oder eine andere Störung beim Wasserlassen.

Milz und Magen

Die Milz (Yin) und der Magen (Yang) gehören dem Element Erde an und werden auch als Funktionskreis »Mitte« bezeichnet. Die zugeordnete Emotion ist das Nachdenken und Grübeln. Ein Übermaß an Feuchtigkeit dämpft den Qi-Fluß in Milz und Magen.

In der chinesischen Medizin ist die Milz ein wichtiges Verdauungsorgan, denn sie zieht die Essenz aus der Nahrung und wandelt sie in Blut und Qi um. Die damit verbundenen Klärungsprozesse beziehen sich auch auf Einflüsse geistiger oder emotionaler Natur, die von außen kommen und verdaut werden müssen. Die Milz lenkt zudem den Blutfluß. Störungen können sich hier unter anderem als Gebärmutterblutung oder massive Menstruationsblutung auswirken. Eine starke Milz sorgt für eine gute Versorgung der Muskeln mit Blut. Der Muskeltonus und die Festigkeit des Gewebes werden von der Milz gesteuert.

Während die Milz das Nahrungs-Qi nach oben befördert, lenkt der Magen es nach unten. Im Magen wird die Nahrung aufgespalten und in die Milz oder zur weiteren Verdauung in den Darm geschickt. Magenschmerzen und Verdauungsstörungen sind Zeichen für einen schwachen Magen, der nicht zwischen »Klarem« und »Trübem« in physischer und geistiger Nahrung unterscheiden kann.

Leber und Gallenblase

Der Leber (Yin) wird in der chinesischen Medizin die Gallenblase (Yang) zugeordnet. Ihr (chinesisches) Element ist Holz. Wut und Zorn sind die Emotionen, die mit einem gestauten Qi in diesem Bereich einhergehen und wiederum Leber und Gallenblase am meisten schädigen. Wind übt einen negativen Einfluß auf diese Organe aus; auch im übertragenen Sinne schlägt sich das »Durch-den-Wind-Sein« auf Leber und Gallenblase ungünstig nieder.

Die Leber hat hier die Aufgabe, für eine gute Verbreitung und den harmonischen, ruhigen Fluß von Körperenergien und Körpersäften wie zum Beispiel Blut zu sorgen. Sie lenkt das Qi gleichmäßig durch alle Bahnen und gleicht das Gefühlsleben aus. Disharmonien im Funktionskreis Leber können sich unter anderem als Menstruationsbeschwerden mit starken Blutungen oder als Reizblase manifestieren. Die Leber wirkt auch auf den Bewegungsapparat, auf Muskeln, Gelenke, Sehnen und Bänder ein.

Die Gallenblase wird von der Leber kontrolliert. Auf der Energieebene steht sie für Entscheidungskraft. Mutlosigkeit, Unentschiedenheit und Schlaflosigkeit können auf einen gestörten Qi-Fluß in diesem Bereich hindeuten.

Die Reflexzonen

In der Akupunktur und Akupressur bedient man sich bestimmter Punkte der Energieleitbahnen, um Organfunktionen anzuregen oder zu harmonisieren. Durch Hineinstechen oder Drücken eines oder mehrerer Punkte wird der Qi-Fluß in dem betreffenden Meridian ausgeglichen. Die Akupunkturpunkte sind überall am Körper zu finden, wo eine Energieleitbahn verläuft.

Daneben gibt es die Kunst der Reflexzonenmassage. Sie geht von dem Erfahrungswissen aus, daß sich am Fuß, an der Hand oder am Ohr alle Körperteile und Organe widerspiegeln und über diese Zonen stimulieren lassen. Vor allem über eine Behandlung der Füße mit Fußreflexonen-Massage lassen sich starke Impulse setzen. Für die Energetisierung und Harmonisierung des Bekkenbereichs sind folgende Fußreflexzonen von Interesse:

- Ferse: Unterleib
- Linie, die sich unterhalb des inneren Knöchels über den Spann zum äußeren Knöchel spannt: Beckengürtel und Eileiter, Lymphknoten in der Leiste
- Knöchel/Fußinnenseite: Gebärmutter
- Knöchel/Fußaußenseite: Eierstöcke
- Bereich hinter dem Knöchel, längs der Achillessehne: Nieren- und Blasenmeridian
- Fußsohle: Reflexpunkte von Niere, Blase und Harnleiter
- Kleiner Zeh: Blasen- und Nierenmeridian

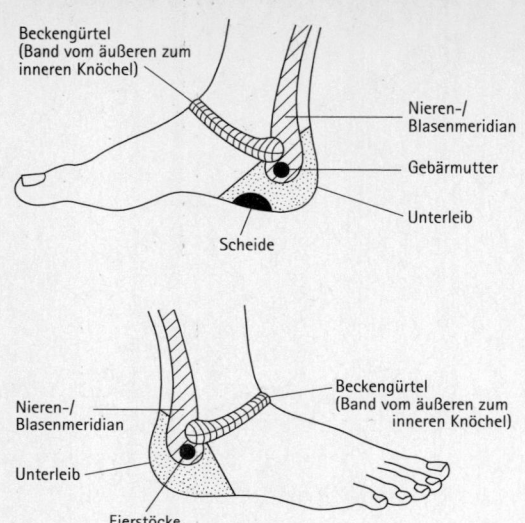

Beckengürtel
(Band vom äußeren zum
inneren Knöchel)

Nieren-/
Blasenmeridian

Gebärmutter

Unterleib

Scheide

Nieren-/
Blasenmeridian

Beckengürtel
(Band vom äußeren zum
inneren Knöchel)

Unterleib

Eierstöcke

Die genannten Reflexzonen können durch sanftes Drük-
ken, Massieren oder Ausstreichen bearbeitet werden.
Drücken Sie zum Beispiel den Nierenpunkt, und strei-
chen Sie dann die Harnleiterzone entlang bis zum Bla-
senpunkt. Damit werden zwar keine Muskeln trainiert,
aber eine Reflexzonenmassage stellt eine wunderbare
Ergänzung und Abrundung der verschiedenen Beckenbodenübungen dar. Beispielsweise wird ein Harnleiter,
der durch eine Gebärmuttersenkung mit nachfolgen-
der Blasensenkung beeinträchtigt ist, sowohl durch das
Beckenbodentraining als auch durch die Reflexzonenmassage unterstützt, zusammen mit den anderen Orga-
nen wieder in Form zu kommen. Am Zustand der Harn-
leiter-Reflexzone ließe sich auch ablesen, ob Sie wo-

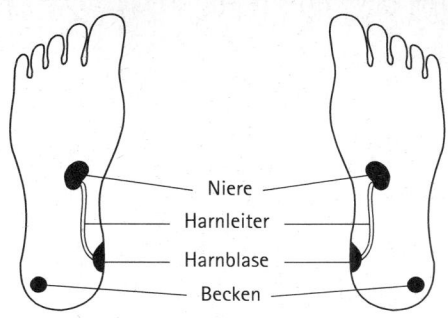

Niere
Harnleiter
Harnblase
Becken

möglich zu wenig Flüssigkeit zu sich nehmen und deshalb zu Harnleiterentzündungen neigen.

Bei den Körperübungen und beim Bauchtanzen kommt
es durch das Dehnen, Strecken und Beugen des Körpers
stets zu einer allgemeinen Stimulation der Meridiane.
Der Qi-Fluß wird angeregt. Das Massieren der Füße
unterstützt die belebende Wirkung.

Wichtig für die Energieversorgung des Beckenbodens
sind neben den Füßen die Knie. Sie sollten immer locker
gehalten und ein wenig gebeugt werden. Beim Stehen
mit durchgedrückten Knien wird der Energiefluß massiv
blockiert. Zum einen kann die nährende, kraftspen-
dende Erdenergie nicht von den Füßen in das Becken
aufsteigen. Zum anderen blockieren die durchgedrückten, angespannten Knie das Abfließen von emotionalen
Ladungen aus dem Körper in den Boden. In den Knien
festgehaltene Spannungen stauen sich in Oberschenkeln
und Becken zurück, verhindern die freie Kraftentfaltung
und schränken die Ausdrucksmöglichkeiten ein. Vor

allem in der Bioenergetik wird deshalb auf das Lösen von Anspannungen im Knie größter Wert gelegt.

Empfehlenswert ist es, die Knie öfter zu reiben und die Ränder der Kniescheiben mit den Fingern zu umfassen und leicht »anzuheben«. Die Knie gelten als Reflexzonen für die Genitalien. In der Kniekehle liegen Massage- und Druckpunkte des Blasen- und des Nierenmeridians.

Das Hara

Im Zusammenhang mit der Gebärmutter als weiblichem Kraftzentrum wurde bereits das Hara erwähnt. Vor allem Karlfried Graf Dürckheim hat durch seine Bücher das Hara, diesen besonderen Aspekt östlichen Denkens und östlicher Lebenspraxis, einem breiten westlichen Publikum nahegebracht.

Hara kommt aus dem Japanischen und heißt wörtlich übersetzt »Bauch«. Bezeichnet wird ein inneres Kraftzentrum des Menschen, das im Unterleib zu lokalisieren ist. Hara ist ein Synonym für Zentrierung und energetisches Gleichgewicht.

Nach Dürckheim entspricht dieses Zentrum der »Erdmitte« des Menschen, die für die Natur und die Instinkte steht. Unterschieden wird die Erdmitte von der persönlichen »Menschenmitte«, die ihren Sitz im Herzen hat, und der überpersönlichen »Himmelsmitte«, dem Kopf. Dürckheim erklärt:

»Der Kopf und was über ihm ist, versinnbildlicht den Geist und sein Reich als das Ganze der himmlischen

Ordnung. Das Herz und sein Schlagen versinnbildlicht die Seele und ihre Welt als den Raum der menschlichen Bewährung des Seins in Liebe und Freiheit. Der Unterleib aber versinnbildlicht die im Verborgenen wirkende Große Natur als den Raum des göttlichen Ursprungs. In ihm wird alles, was hart geworden ist, wieder eingeschmolzen, verwandelt und neu geboren. Alles Neuwerden nimmt immer wieder in ihm seinen Anfang, und aus ihm allein steigt es auf ... Statt sich immer mehr in einer vermeintlichen Höhe festzukrallen, in die sich der Mensch in zunehmender Bodenlosigkeit versteigt, muß er, wenn er seiner wahren Bestimmung entspricht, immer wieder loslassen, sich niederlassen und eingehen lassen und dann das, was aus der Tiefe neu aufsteigt, *zulassen*.« (*Hara*, S. 97)

Standfestigkeit und Selbstsicherheit, die ihre Quelle im Hara haben, können mit speziellen Techniken geübt werden. Die östliche Kampfkunst basiert darauf. Auch im Mittelpunkt des chinesischen Qi Gong stehen spezielle Übungen für die Stärkung des im Unterleib gelegenen Energiezentrums (unteres Dantien). Doch sind für eine Stärkung des Hara letztlich keine komplizierten Übungen notwendig. Bereits das Sitzen, Stehen und Gehen bieten genügend Gelegenheit, sich auf seine Mitte zu besinnen.

Ähnlich verhält es sich mit der Kraft aus dem Beckenboden. Einerseits ist ein intensives Beckenbodentraining ein Segen für jede Frau (im übrigen profitieren natürlich auch Männer davon, ihren Beckenboden bewußter einzusetzen). Andererseits ist bereits Entscheidendes erreicht, wenn wir Frauen uns überhaupt wieder unserer Basis bewußt werden – wenn wir über den Atem oder in Gedanken mit unserem Becken Kontakt aufnehmen und es beim Laufen, Sprechen, Sitzen und Stehen klarer einbeziehen. Der flexible Beckenboden ist eine Hilfe, die eigene Erdmitte, die Gebärmutter, wieder zu spüren, sich auf ihre tiefere Bedeutung einzulassen und gut auf sie zu achten.

Anspannen und wieder loslassen können

Die im nächsten Teil vorgestellten Beckenbodenübungen zielen darauf ab, Muskeln geschmeidig in Bewegung zu setzen, Körperenergien ins Fließen zu bringen, sich zu zentrieren und ein Gespür für die weibliche Kraft zu entwickeln, die in einem flexiblen Becken steckt.

In gewisser Weise ist der Zustand des Beckenbodens auch ein Spiegel für die emotionale Verfassung einer Frau. Er signalisiert ihr, ob sie sich verkrampft, statt ihre Muskeln kraftvoll zu gebrauchen, oder sich hängenläßt, statt zum richtigen Zeitpunkt loszulassen und sich nachgiebig, weich und empfänglich zu zeigen.

Das Ziel eines Beckenbodentrainings wird also nicht nur darin liegen, harte Muskelplatten heranzuzüchten. Selbst bei einer Schwäche des Beckenbodens kommt es immer darauf an, wieder ein Gleichgewicht von Anspannen *und* Loslassen zu gewinnen, damit Energien aufgenommen und abgegeben werden können und Vitalität den ganzen Organismus ungehindert durchströmt. In der Hingabe an beide Pole, das heißt in der Bereitschaft, sich anzuspannen und wieder loszulassen, liegt das Geheimnis dieser urweiblichen Kraftzentrale.

Die Übungen regen die Muskeln, Nerven und Chakras in Beckenboden und Becken an. Sie wecken damit auch Empfindungen – von Lust und Lebensfreude, aber auch von Schmerz. Am besten ist es, wenn Sie sich bei den

Körperübungen Zeit lassen und nicht nur den Bewegungen, sondern auch den damit verbundenen Gefühlen nachspüren. Es ist eine Gelegenheit, Bewußtsein in vergessene Körperregionen zu lenken und die heilsame Energetisierung von Körperzellen und die Neukoordination von Muskeln zu erleichtern.

Der Beckenboden soll der Schwerkraft entgegenarbeiten und Druck von oben standhalten. Diese Aufgabe erledigt er am besten, wenn er sich auch tragen lassen kann – von der Erdenergie, die durch Füße und Beine zu ihm aufsteigt. Auf ein fein abgestimmtes Wechselspiel von Druck und Gegendruck, Öffnen und Verschließen ist der Beckenboden von Natur aus optimal eingerichtet. Alle Voraussetzungen sind gegeben, um mit seiner Hilfe gut im Leben zu stehen. Mit ein wenig Achtsamkeit und Zuwendung werden Sie erkennen, welch kostbaren Schlüssel für Ihr Wohlbefinden Sie hier besitzen, und Sie werden lernen, ihn souverän einzusetzen.

Übungspraxis

Körperübungen: Geschmeidig werden

Beckenbodentraining? – das sind doch diese Kneifübungen, bei denen da unten im Schritt alles angespannt und nach oben gezogen wird. Sicher, Übungen
mit dem PC-Muskel und den Schließmuskeln gehören
stets zum Trainingsprogramm und stehen für viele sogar
im Mittelpunkt der Bemühungen um neue Kraft im Bekkenboden. Aber sie sind nicht alles, was Sie für Ihren
Beckenboden tun können. Sehen Sie ihn nicht als iso-
lierte Körperzone, bei der schnell mal etwas mechanisch
gerichtet werden muß, sondern stellen Sie sich vor, wie
Sie den Beckenboden wieder in Ihre Bewegung und Haltung einbeziehen und ganzheitlich in Schwung bringen.
Die hier vorgestellten Übungen sind ein Angebot. Sie
müssen nicht jeden Tag alle diese Übungen absolvieren.
Je nach körperlichem Befinden, Lust und Laune wird
Ihnen eine Bewegung mehr zusagen und besonders gut-
tun. Probieren Sie aus, was Ihr Körper mag und braucht.
Ab Seite 124 finden Sie zudem Vorschläge für kleine
Übungsfolgen. Beachten Sie auch die Tips für den Alltag
auf Seite 121.

Die Füße aufwecken und geschmeidig machen

Über die Füße läßt sich sehr leicht der Kontakt mit dem Beckenboden und der Kraft im Becken aufnehmen. Diese einfache Gymnastik bewirkt, daß Ihre Füße beweglicher werden und besseren Bodenkontakt bekommen. Die Fußsohlen werden warm. Vielleicht spüren Sie auch ein Kribbeln. Über die Fußsohlen nehmen Sie die Kraft aus der Erde auf; sie kann über die Beine ins Becken steigen und es energetisieren. Vor allem das erste Chakra wird bei den Fußübungen angesprochen. Aber auch die Atmung und die Organfunktionen werden über die Füße angeregt. Durch die Füße können Sie zudem Energien aus dem Becken in die Erde leiten und sich so entlasten und reinigen. Wecken Sie Ihre Füße auf, damit sie diese Aufgaben gut erfüllen.

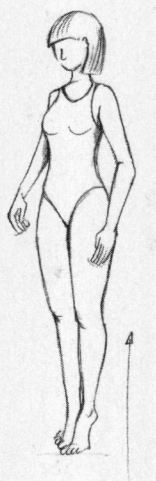
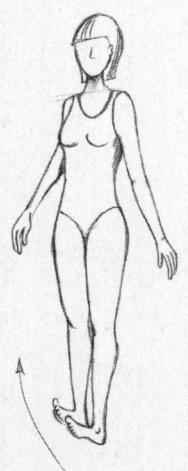

Am besten üben Sie barfuß; wenn es zu kalt ist, in Socken.

Gehen Sie entspannt im Zimmer umher, atmen Sie ruhig. Dann setzen Sie beim Gehen zuerst die Ferse auf, und lassen Sie dann den Fuß bis zu den Zehen gut abrollen. Die Knie sind locker und nicht durchgedrückt.

Danach gehen Sie auf den Fersen. Erspüren Sie, wie Ihr Beckenboden auf die Anspannung der Beinmuskeln antwortet. Durch diesen Fersengang massieren Sie im übrigen die Fußreflexzone für den Unterleib.

Wechseln Sie in den Zehenspitzengang. Vielleicht heben Sie dabei Ihre Arme wie eine Tänzerin und strecken sich. Sie können die Arme auch seitlich in Schlangenbewegungen ausstrecken. Über die Zehen massieren Sie Kopf- und Halsbereich, über die Fußballen den Brustbereich. Welche Veränderungen entdecken Sie im Beckenboden?

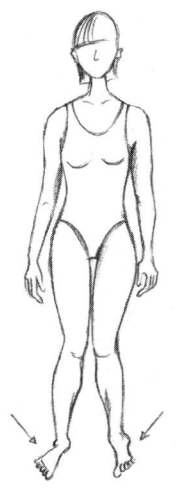 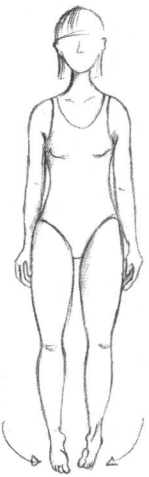

Gehen Sie auch auf den Außenkanten des Fußes. Nun werden wieder andere Muskeln gefordert. Mit dieser Massage der äußeren Fußkante stimulieren Sie über die dort gelegenen Reflexzonen außerdem Schulter, Ellbogen, Hüfte und Knie. Ihr Atem kann nun leichter von Kopf bis Fuß durch den Körper fließen.

Wechseln Sie zur Innenkante des Fußes. Wieder verändert sich bei dieser Art der Vorwärtsbewegung die Anspannung im Beckenboden. Die innere Fußseite ist die Reflexzone der Wirbelsäule. Vielleicht spüren Sie, wie sich die Afterschließmuskeln lockern.

Probieren Sie für eine Weile diese verschiedenen Arten des Gehens im Wechsel. Gehen Sie auch einmal rückwärts. Versuchen Sie dabei hin und wieder, die Muskeln des Beckenbodens bewußt anzuspannen. Ihre Arme können Sie locker hängen lassen oder in die Bewegungen einbeziehen und vergessen Sie dabei das Atmen nicht.

Zum Schluß bleiben Sie mit etwa schulterbreit auseinandergestellten Füßen und lockeren Knien einen Moment aufrecht stehen. Atmen Sie ganz entspannt durch die Nase. Spüren Sie Ihre nun gut durchbluteten Füßen, und lenken Sie Ihre Aufmerksamkeit über die Beine und die Knie zum Beckenboden. Folgte der Beckenboden den Fußbewegungen, oder ist es umgekehrt? Spüren Sie in Ruhe den Bewegungsabläufen nach, und entdecken Sie, wie Sie Ihren Beckenboden über die Füße energetisiert haben.

Um die Füße und den ganzen Körper aufzuwecken, hüpfen Sie nun ein paarmal auf der Stelle. Noch besser, Sie

benutzen ein Springseil. Seilspringen ist ein gutes Bek-
kenboden- und Fitneßtraining.

Übrigens: Wenn beim Springen das Seil über den Kopf
geschleudert wird, zeigt es die Umrisse eines Hufeisens
oder Omega (Ω). Einst zählte es in Ost und West zu den
Glückszeichen der Großen Göttin, denn es war ein Symbol für die Yoni. Vielleicht muntert Sie der Gedanke an
die alten Liebes- und Fruchtbarkeitsgöttinnen auf und
feuert Sie an, wenn Ihnen beim Seilspringen zu schnell
die Puste ausgeht, Sie aber trotzdem ein bißchen länger
durchhalten wollen.

Das Becken aufwecken und geschmeidig machen

Drehung im Becken

Der knöcherne Beckenring wird durch Bänder und Muskeln fest zusammengehalten. Die Kreuzbein-Darmbein-
Gelenke, die Verbindung zwischen Kreuzbein und
Darmbeinschaufeln, sind deshalb nur in begrenztem
Umfang beweglich. In der Schwangerschaft werden sie
jedoch, genauso wie die Knorpelverbindung zwischen
den Schambeinästen, durch Hormone gelockert, damit
sich der Beckenring bei der Geburt etwas erweitern
kann. Eine ganz einfache Übung hilft auch zu anderen
Zeiten, diese Verbindung beweglich zu halten und im
Becken zwar fest zu bleiben, aber nicht ganz zu verknö-
chern.

Sie stehen aufrecht; die Füße sind hüftbreit voneinander
entfernt und die Knie leicht gebeugt. Die Zehenspitzen

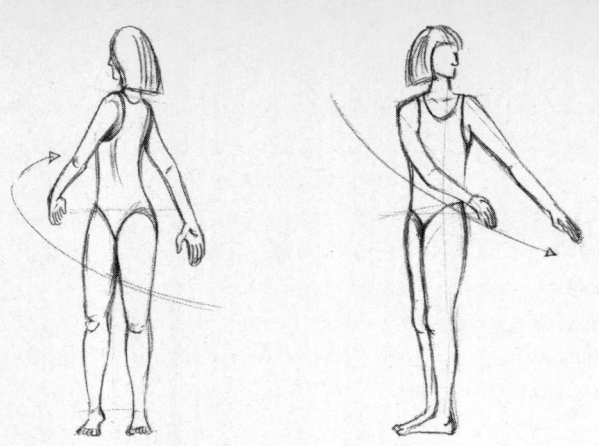

zeigen nach vorn. Die Arme hängen locker an den Körperseiten herab. Sie beginnen nun, den Oberkörper zu drehen, so daß Sie abwechselnd über die rechte und linke Schulter blicken. Die Arme schwingen locker mit und schlagen leicht seitlich am Po auf, wenn Sie in die entgegengesetzte Drehbewegung gehen. Während sich der Oberkörper dreht, bleiben die Knie und Fußspitzen nach vorn gerichtet. Vergessen Sie nicht, ruhig weiterzuatmen. Ihr Gesicht ist genauso entspannt wie Ihre Arme.

Beckenschaukel vor und zurück

Sie stehen hüftbreit mit leicht gebeugten Knien. Die Fußspitzen zeigen nach vorn. Die Hände hängen locker herab oder sind auf die Hüften gestützt. Ihre Haltung ist gerade, der Scheitel zeigt nach oben; ziehen Sie dazu das Kinn ein wenig zur Brust zurück.

Sie beginnen nun, mit dem Becken nach vorn zu

schwingen. Das Schambein geht dabei nach oben, der untere Rücken wird ein wenig rund.

Ist vorn der höchste Punkt erreicht, beginnt die Bewegung nach hinten. Das Becken wiegt zurück, wobei der Po sich nach außen streckt und im Rücken ein Hohlkreuz entsteht.

Machen Sie diese Schaukelbewegung langsam und konzentriert – vor und zurück, vor und zurück ... Dann können Sie das Tempo steigern und das Becken temperamentvoll vor- und zurückwerfen. Beobachten Sie wieder beim langsamen Schaukeln, wo Sie noch nicht geschmeidig sind, und nehmen Sie Ihre Gedanken und Gefühle wahr.

Hören Sie mit der Übung auf, wenn Sie sich locker und zugleich stark, also zentriert fühlen.

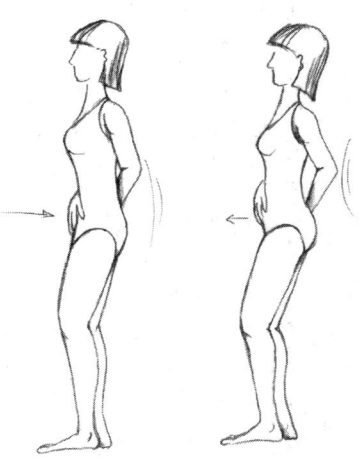

Beckenschaukel zur Seite

Sie stehen wieder aufrecht mit hüftbreit auseinandergestellten Füßen. Die Fußspitzen zeigen nach vorn. Beginnen Sie nun, mit dem rechten Knie weiter nach unten
zu gehen, wobei Sie das Körpergewicht auf dieses rechte
Knie verlagern, während das linke Knie in der alten
leicht gebeugten Position bleibt und nicht belastet wird.
Sobald Sie auf diese Weise das rechte Knie senken,
kommt automatisch die linke Hüfte hoch und geht etwas
zur Seite.

Gehen Sie mit dem rechten Knie langsam in die Aus-
gangsposition zurück, und senken Sie nun das linke
Knie. Das Gewicht wird auf dieses linke Knie verlagert.
Das rechte Knie bleibt leicht gebeugt, macht aber die
Abwärtsbewegung des linken Knies nicht mit und wird

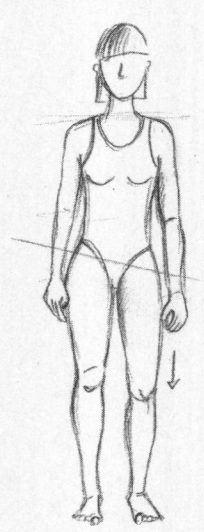

nicht belastet. Auf diese Weise
kommt die rechte Hüfte hoch
und geht etwas zur Seite.

Wiederholen Sie diese Auf-
und Abbewegungen der Knie
mit gleichzeitiger Gewichtsverlagerung mal schneller,
mal langsamer. Der Oberkörper bleibt dabei stets aufrecht,
aber passiv. Die Hände hängen locker herab oder sind in
die Taille gestützt.

Vielleicht können Sie zu Anfang das eine Knie nicht sehr
weit beugen, während das an-

dere in der Grundposition bleibt. Wenn Sie öfter üben, werden die Muskeln und Sehnen schnell elastischer. Beckenboden und Hüften werden durch die Übung stark energetisiert; die unteren Chakras nehmen die Bewegung auf und werden aktiv.

Wenn Sie Lust haben, können Sie diese Bewegungen mit Musik üben. Afrikanische Trommelmusik würde sich gut eignen.

Dieselbe Übung können Sie auch in gebeugter Haltung machen. Sie wirkt dadurch intensiver. Stützen Sie dazu die Hände auf den Knien auf, während Sie das Becken durch die Gewichtsverlagerung und das stärkere Beugen eines Knies zur Seite schwingen. Der Po reckt sich nach hinten und tanzt hingebungsvoll mit.

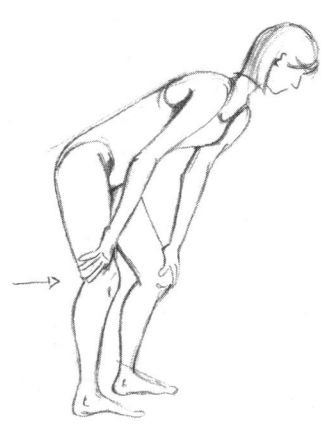

Stehen Sie aufrecht mit hüftbreit und parallel auseinandergestellten Füßen. Die Knie sind wie immer leicht gebeugt. Ihre Hände können Sie seitlich aufstützen oder locker hängen lassen.

Beginnen Sie, mit dem Becken einen großen Kreis nachzuzeichnen. Gehen Sie mit dem Becken langsam nach vorn, zur Seite, nach hinten und über die andere Seite wieder zurück nach vorn. Versuchen Sie, die Bewegung weich auszuführen, und üben Sie zuerst in langsamem Tempo. Kosten Sie diese Kreisbewegung genüßlich aus.

Dann kreisen Sie zur anderen Seite. Wechseln Sie zwischendurch einmal das Tempo.

Variieren Sie auch Ihre Haltung. Lassen Sie Ihr Becken einmal mit geradem, unbeweglichem Oberkörper kreisen. Bewegen Sie ein anderes Mal den Oberkörper mit.

Dann wieder kreisen Sie im Becken, bleiben im Oberkörper unbeweglich und lassen nur die Arme mitgehen. Schlängeln Sie die Arme zur Seite, oder strecken Sie sie über dem Kopf aus. Ihr Schwerpunkt bleibt jedoch im Becken. Und denken Sie daran, entspannt durch die Nase zu atmen und die Knie stets leicht zu beugen.

Spüren Sie zum Schluß nach, wie zentriert Sie nun auf beiden Beinen stehen und auch mit Ihren Gefühlen in der Mitte sind.

Eine andere Variante besteht darin, mit dem Becken eine Acht zu beschreiben. Sie nehmen dieselbe Ausgangshaltung wie beim einfachen Beckenkreisen ein und begin-

nen dann, das Becken einer
imaginären, auf dem Boden
quer liegenden Acht folgen
zu lassen. Sie schwingen mit
dem Becken nach vorn zur
rechten Seite, gehen im Bogen langsam weit nach hinten, kommen in die Mitte
zurück, um nun nach links
vorn und in den Bogen weit
nach links hinten zu gehen,
bis Sie wieder in der Mitte
angelangt sind. Kreisen Sie
so ein paarmal mit aufrechtem, geradem Oberkörper.

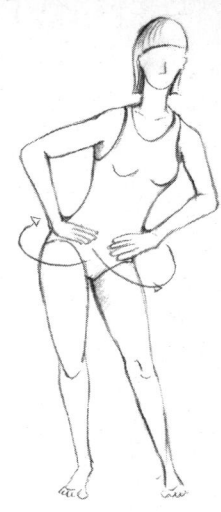

Die Hände sind in der Taille aufgestützt oder hängen
locker herab. Die Knie bleiben stets leicht gebeugt; die
Fußsohlen heben sich bei der Drehbewegung der Hüfte
nicht vom Boden. Spüren Sie den Gewichtsverlagerun-
gen von rechts nach links nach, wie Sie es bereits aus der
Beckenschaukel zur Seite kennengelernt haben.
Üben Sie dann in der Gegenrichtung. In unserem Fall
beginnen Sie den Hüftschwung mit der Kreisbewegung
auf der linken Seite nach hinten.
Die liegende Acht ist das Zeichen für Unendlichkeit,
und die beiden Kreise der Acht symbolisieren das harmonische Gleichgewicht von männlich und weiblich
sowie die sexuelle Vereinigung. Mit Ihren ruhigen Hüftschwüngen in Form einer liegenden Acht zentrieren Sie
sich und gleichen zudem die rechte und linke Körper-

seite aus. Und Sie tun natürlich etwas für die Beweglichkeit Ihres Unterleibs. Ihre Mitte wird gelockert und
durchlässig, so daß die Energie zwischen Unter- und
Oberkörper besser zirkulieren kann.

Feuer spucken

Stellen Sie sich vor, Sie haben sich in einen feuerspeien-
den Drachen verwandelt, der sein Revier samt Gold-
schatz verteidigt.
Machen Sie aus der aufrechten Haltung einen Schritt
vorwärts, schieben Sie Hüfte und Schambein auf dieser Seite nach vorn, heben Sie ihre krallenbewehrten
Vordertatzen, und fauchen Sie ein »Tzzzssss!« und ein
scharfes »Ffffff!«. Ihre Augen schleudern Blitze, während Sie Feuer spucken.

Dann kommt der nächste
Angriffsschritt mit dem
anderen Bein. Die Hüfte
hebt sich, die Krallen
werden ausgefahren, und
der Drache faucht und
läßt sich nichts bieten.
Nicht vergessen: die Knie
immer gebeugt halten.
Spannen Sie Ihren Bek-
kenboden an, wenn Sie
fauchen, und holen Sie
sich von ihm die Power,
Ihren Platz mutig zu ver-
teidigen.

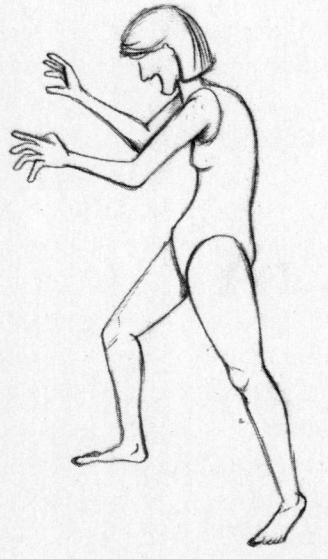

In der Rückenlage

Anspannen und loslassen

Sie können diese Übung im Bett liegend machen oder sich zum Üben – mit einer warmen Decke als Unterlage – auf dem Fußboden ausstrecken.

Stellen Sie die Füße hüftbreit auf, und entspannen Sie sich. Sie atmen ganz ruhig durch die Nase ein und aus. Konzentrieren Sie sich dann auf Ihren Beckenboden, und spannen Sie ihn für ein paar Sekunden an. Es stellt sich das Gefühl ein, als ob Sie etwas in sich hineinsaugen würden, wobei sich der Beckenboden hebt. Dann entspannen Sie den Beckenboden wieder und spüren nach.

Verwechseln Sie jedoch beim Anspannen den Beckenboden nicht mit den Gesäßmuskeln. Diese bleiben passiv, genauso die Oberschenkelmuskeln. Um sich ganz auf den Beckenboden zu konzentrieren, ist es hilfreich, die flache Hand auf den Damm zu legen und dann anzuspannen und wieder loszulassen.

Helfen Sie sich auch mit Ihrer Vorstellung. Selbst wenn Sie gar nichts oder wenig von Ihrem Beckenboden spüren, erzielen Sie durch Gedankenkraft ebenfalls einen Effekt. Spannen Sie also noch einmal für ein paar Sekunden den Beckenboden an, und begleiten Sie diesen Bewegungsimpuls ganz intensiv mit Ihren Gedanken. Stellen Sie sich die Muskelkontraktionen im Beckenboden vor. Dann entspannen Sie wieder und stellen sich dabei auch vor, wie die Muskeln wieder erschlaffen.

Dieses Anspannen und Loslassen wiederholen Sie einige Male.

Sie können bei den Wiederholungen die Beinhaltung variieren. Lassen Sie zum einen die Beine beim Üben einmal lang ausgestreckt. Zum anderen überkreuzen Sie beim Liegen mit ausgestreckten Beinen auch einmal die Füße, während Sie den Beckenboden anspannen.

Durch das »Kneifen« trainieren Sie in erster Linie die äußere Schicht des Beckenbodens und den PC-Muskel (*M. pubococcygeus*), der Rektum, Scheide und Harnröhre umschlingt und der mit einigen Fasern bis zum Steißbein reicht. Um die Kontraktionen besser zu spüren, können Sie auch einen Finger, am besten den Mittelfinger, in die Scheide einführen und dann den Beckenboden anspannen und wieder lockerlassen.

Um herauszufinden, um welche Muskeln es geht, können Sie darüber hinaus einmal auf der Toilette den Urinstrahl zwischendurch willentlich stoppen und ihn dann wieder fließen lassen.

Achten Sie darauf, daß Sie sich bei dieser Übung nicht nur auf das Zusammenkneifen und Hochziehen von Anus, Damm, Scheidenöffnung und Blasenschließmuskel konzentrieren, sondern die Muskeln auch ganz bewußt wieder entspannen.

Die Tantra-Lehrerin Margot Anand (*Tantra oder Die Kunst der sexuellen Ekstase*) empfiehlt ein regelmäßiges PC-Muskeltraining. Klein anfangen und sich auf ein Tagespensum von dreißig PC-Muskel-Kontraktionen steigern – so lautet ihre Devise. Das heißt, der Muskel

wird beim Einatmen angespannt, dann bei angehaltenem Atem sechs Sekunden lang festgehalten und mit
dem Ausatmen wieder losgelassen. Stellen Sie sich beim
Anspannen vor, daß Sie etwas in die Scheide hineinziehen. Nach wenigen Tagen Übungspraxis werden diese
Anstrengungen mit einem Zuwachs an sexuellem Ge-
nuß und sexueller Empfindsamkeit belohnt. (Eine weitere PC-Muskel-Übung, diesmal im Sitzen, finden Sie
auf Seite 89.)

Im Yoga trägt eine dieser Verschließübungen den Namen *Mula bandha*, wobei die Konzentration auf der
Anspannung der Afterschließmuskeln liegt.
Gehen Sie mit Ihrer Aufmerksamkeit zu Ihrem Anus und
spannen Sie ihn an. Sie ziehen den äußeren Schließmus-
kelring zusammen und gehen dann noch weiter nach
innen, um die anderen Muskelmanschetten ebenfalls
kräftig zusammenzuziehen. Auch die tiefer gelegenen
Muskeln heben sich nun durch die Anspannung. Atmen
Sie aus, und halten Sie die intensive Kontraktion der
Afterschließmuskeln für einige Sekunden, ohne Luft zu
holen. Dann lösen Sie die Spannung und atmen wieder
entspannt ein und aus.
Spüren Sie nach, wie die Energie in der Afterregion
nun pulsiert. Breitet sich ein Wärmegefühl aus? Welche Muskelbereiche wurden außerdem trainiert? Dammregion und Scheide werden durch das Zusammenziehen
der Afterschließmuskeln ebenfalls gestrafft und tonisiert.
Wiederholen Sie diese Übung, wobei Sie diesmal ein-

atmen und dann mit angehaltenem Atem anspannen. Beim Lösen der Muskelkontraktion atmen Sie aus. Danach wieder in Ruhe nachspüren.

Beckenschaukel

Die Beckenschaukel vor und zurück haben Sie bereits bei den Aufwärmübungen im Stehen kennengelernt (siehe Seite 66). Jetzt wird sie im Liegen geübt.
Machen Sie es sich in der Rückenlage bequem und stellen Sie die Füße hüftbreit auf. Die Beine bleiben parallel, die Knie kommen nicht zusammen. Die Arme ruhen locker an den Körperseiten. Der Kopf liegt gerade und

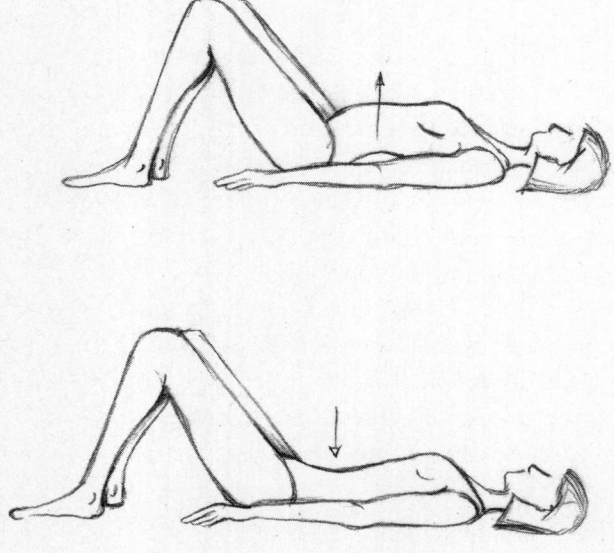

das Kinn ist ein wenig zur Brust gezogen, so daß der Nacken sanft gestreckt wird.

Sie rollen nun mit dem Kreuzbein nach vorn, so daß sich das Becken hebt und der Rücken in der Taille den Bodenkontakt aufgibt. Dann rollen Sie zurück; das Becken senkt sich, und der Rücken schmiegt sich nun an den Boden.

Atmen Sie beim Vorwärtsrollen ein und beim Zurückrollen aus. Konzentrieren Sie sich bei dieser Übung ganz auf Ihr Becken und Ihren Beckenboden. Spannen Sie die Muskeln von Bauch und Beckenboden an, wenn Sie mit dem Ausatmen zum Boden zurückkehren.

Wiederholen Sie diese Schaukelbewegung mehrere Male, bis Sie ein warmes, »rundes« Gefühl verspüren.

Brücke

Sie liegen auf dem Rücken und stellen die Füße hüftbreit auf. Bemühen Sie sich, die Fersen nahe an den Po zu bringen. Heben Sie nun langsam das Becken und recken Sie es so weit wie möglich nach oben. Die Arme liegen an den Körperseiten. Wenn Sie bereits gelenkig sind, umfassen Sie mit den Händen die Fersen, um so zusätzlich die Reflexzonen für den Unterleib zu stimulieren. Den Beckenboden spannen Sie an, sobald Sie das Becken ganz nach oben gereckt haben. Halten Sie die Position, solange Sie können, dann senken Sie sanft und kontrolliert das Becken wieder auf den Boden.

Halten Sie trotz großer Anstrengung den Atem in kei-

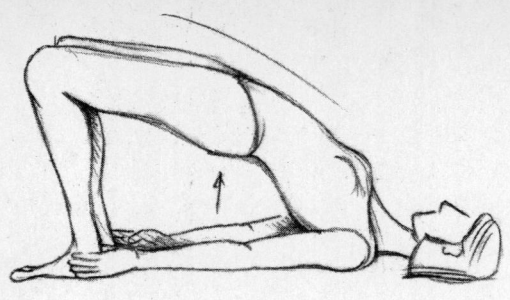

nem Augenblick an. Nachdem Sie das Becken gesenkt haben, sollten Sie sich Zeit zum Nachspüren lassen. Wiederholen Sie die Übung etwa dreimal.

Bringen Sie dann noch mehr Dynamik in die Brücke: Bei dieser Variante recken Sie das Becken wie beschrieben nach oben. Doch anstatt nun den Beckenboden bei ruhig gehaltenem Unterleib anzuspannen, federn Sie mit dem Becken etwa zehnmal hoch und nieder. Die Arme und Hände liegen dabei entspannt neben dem Körper. Die federnden Auf- und Abwärtsbewegungen des Beckens müssen nicht groß sein.

Dann kommen Sie mit dem Becken wieder sanft auf den Boden zurück und spüren nach – in Beckenboden, Po, Oberschenkeln und Atemfluß.

Beingymnastik für den Beckenboden

Fußkreisen

Sie liegen entspannt auf dem Rücken und lassen Ihren Atem zur Ruhe kommen. Dann schieben Sie die Hände (Handflächen zeigen zum Boden) unter den Po und heben die Beine, so daß die Fußsohlen nach oben zeigen.

Beginnen Sie nun, die Füße kreisen zu lassen: erst beide parallel rechts herum, dann links herum. Schließlich die Füße in beide Richtungen auch gegenläufig kreisen lassen.

Strecken und recken Sie dann abwechselnd die Zehenspitzen und die Fersen nach oben.

Dann kommen die Beine zum Boden zurück. Spüren Sie, wie der Beckenboden locker und frei wird.

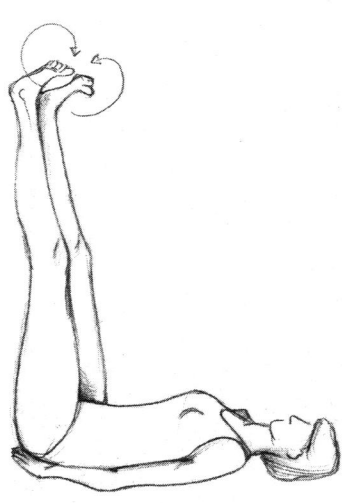

Radfahren

Heben Sie die Beine wieder nach oben. Die Hände liegen stützend unter dem Po.

Fahren Sie nun in der Luft Fahrrad. Kreisen Sie mit den Füßen einige Runden nach vorn. Dann gehen Sie in die Gegenrichtung und kreisen nach hinten. Achten Sie darauf, daß die Beine immer parallel bleiben.

Lassen Sie die ganze Zeit den Atem frei fließen. Wie fühlt sich der Beckenboden während dieser Bewegung an?

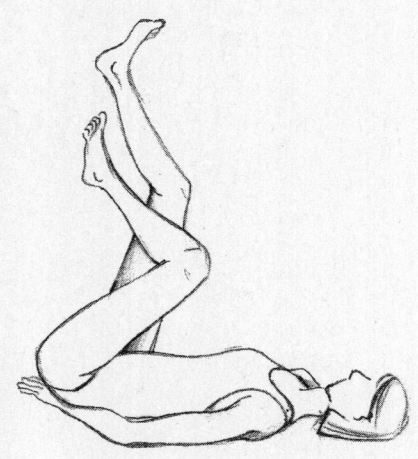

Fersenpresse

Sie bringen die Beine nach oben und stützen sich mit den Händen, die unter dem Po liegen, ab. Die Fersen der erhobenen Beine berühren sich; die Fußsohlen zeigen nach oben.

Pressen Sie nun die Fersen kräftig aneinander und drehen Sie dabei die Fußspitzen nach außen. Dann lassen Sie locker, die Fußspitzen kommen wieder zur Mitte, die Fersen bleiben jedoch auch dabei immer in Kontakt. Erneut Fersen zusammenpressen und die Füße nach außen drehen. Lockern. Üben Sie so oft, wie es Ihre Kondition zuläßt.

Bei diesem intensiven Muskeltraining tun Sie etwas für die Kräftigung des Beckenbodens und für die Innenseiten der Oberschenkel.

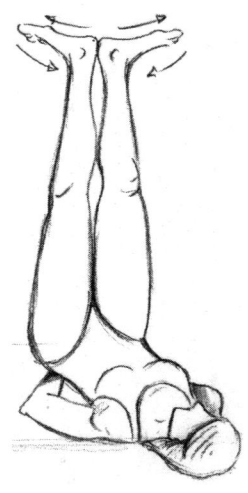

Rückenmassage zur Entspannung

Nach den Beinübungen, aber auch nach den anderen Übungen am Boden können Sie sich in dieser geschützten Haltung entspannen und massieren.

Nehmen Sie im Liegen die Knie zur Brust und umfassen Sie sie mit den Händen. Der Kopf ist gerade, das Kinn wird ein wenig zur Brust gezogen, so daß der Nacken sanft gedehnt wird. Dann schaukeln Sie gemütlich vor und zurück. Auch das Wiegen zur rechten und zur linken Seite ist angenehm und massiert den Rücken und seine Reflexpunkte. Sie können mit dem Rücken am Boden auch einen Kreis beschreiben und sich auf diese Weise lockern und entspannen.

Atmen Sie ruhig ein und aus, während Sie sich wiegen.

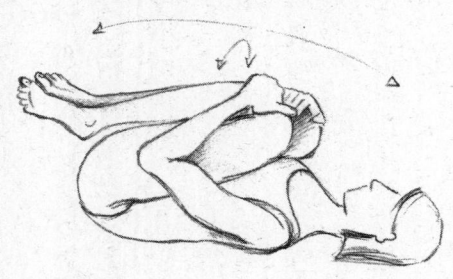

Innere und äußere Massage
von Rücken und Unterleib

Um Spannungen zu lösen und die Energie im Becken wieder ins Fließen zu bringen, können Sie diese äußerst angenehme, frei machende Drehbewegung üben.

Sie liegen auf dem Rücken, die Arme sind seitlich ausgestreckt. Sie ziehen nun die angewinkelten Beine zur Brust. Mit dem Ausatmen lassen Sie die Beine zur rechten Seite sinken. Dabei dreht sich der Kopf zur linken

Seite. Kosten Sie die wohltuende Dehnung einige Atemzüge lang aus.

Mit dem Einatmen kommen Sie zurück zur Mitte und lassen die Beine mit dem Ausatmen nach links fallen, während sich der Kopf nach rechts dreht.

Achten Sie bei den Drehbewegungen darauf, daß sich die Knie nicht zu weit von der Brust entfernen.

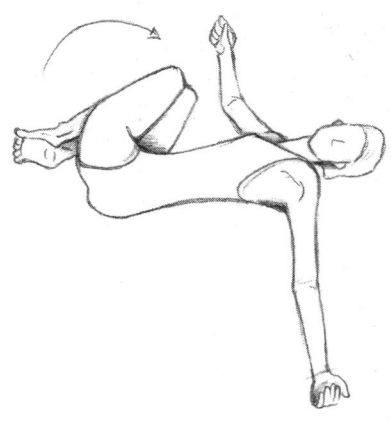

Auf allen vieren

Geschmeidige Katze

Gehen Sie in den Vierfüßlerstand, um sich nach oben und unten zu dehnen. Die Hände und Knie sind schulterbreit plaziert, die Arme sind gerade, und die Fingerspitzen zeigen nach vorn. Der Kopf ist leicht angehoben und der Rücken gerade.

Mit dem Einatmen ziehen Sie nun den Rücken nach

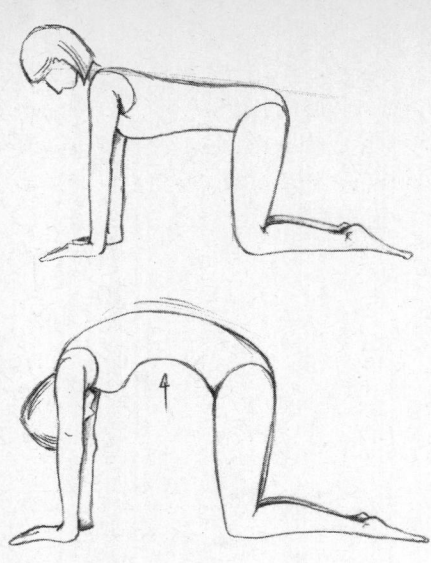

oben und machen einen Katzenbuckel, wobei der Kopf zwischen die Arme sinkt. Bleiben Sie etwa sechs Sekunden in dieser Position.

Mit dem Ausatmen kommen Sie mit dem Rücken nach unten und biegen ihn zum Boden durch. Der Kopf geht dabei nach oben.

Üben Sie diese Bewegung ein paarmal, bis Sie sich ganz geschmeidig fühlen. Vor allem das zweite Chakra wird durch diese Übung angeregt.

Üben Sie danach noch folgende Variante, die den gesamten Unterleib tonisiert: Sie machen wie beschrieben den Katzenbuckel und ziehen in dieser Position das rechte Bein nach vorn zur Stirn. Verharren Sie dort ganz kurz, dann schwingen Sie das Bein nach hinten und strecken es nach oben aus. Der Kopf hebt sich dabei. Nach einer kurzen Pause gehen Sie für eine neue Runde mit demselben Knie wieder nach vorn zur Stirn.

Nach etwa fünf Wiederholungen üben Sie das Ganze mit dem anderen Bein.

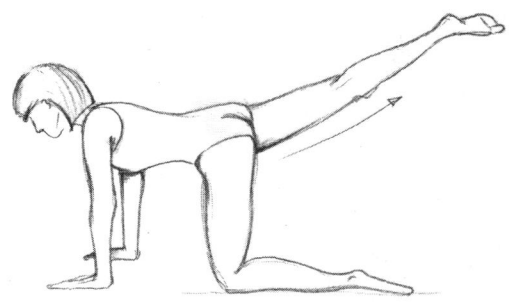

Beckenkreisen auf allen vieren

Gehen Sie in den Vierfüßlerstand. Die Arme sind gerade, die Fingerspitzen zeigen nach vorn. Knie und Hände sind schulterbreit aufgestellt. Der Kopf ist leicht angehoben.

Stellen Sie sich vor, Sie würden mit den Pobacken einen Stift halten. Malen Sie mit diesem imaginären Stift einen Kreis auf die Wand hinter Ihnen. Malen Sie ihn von rechts nach links und auch einmal von links nach rechts.

Malen Sie auch eine liegende Acht auf die Wand. Dann ein Herz und ein lachendes Mondgesicht oder noch etwas anderes, das Ihnen in den Sinn kommt. Versuchen

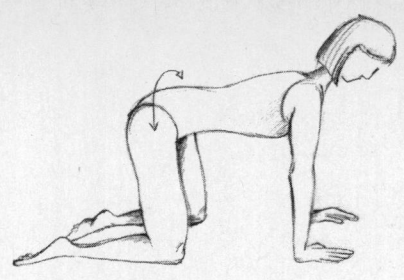

Sie, Ihren Namen an die Wand zu schreiben. Mit Hilfe dieser »Graffiti« machen Sie Ihr Becken gelenkiger.

Und da Ihnen das so gut gelingt, sollten Sie zum Schluß vor Freude mit Ihrem imaginären Schwanz wedeln: Wackeln Sie mit dem Becken wie ein schwanzwedelnder Hund ganz übermütig hin und her. Übrigens: Der *M. coccygeus* und der *M. levator ani* aus der innersten Schicht des Beckenbodens sind Abkömmlinge einer Muskelgruppe, die bei Vierbeinern deren Schwanzwirbelsäule bewegt. Wie das Ohrenwackeln gehört auch das Schwanzwedeln für uns Zweibeiner nicht mehr zum Alltag, aber die entsprechenden Muskeln sind noch da und können »tierisch gut« trainiert werden.

Im Sitzen

Der Schmetterling

Setzen Sie sich auf den Boden und legen Sie die Fußsohlen aneinander. Umfassen Sie nun die Füße und ziehen Sie sie näher zum Damm.

Sie atmen ruhig weiter, spüren die Dehnung in den Beinen und im Beckenboden, und es gelingt Ihnen vielleicht nach einer Weile, die Füße noch ein bißchen weiter heranzuziehen. Bleiben Sie jedoch stets möglichst aufrecht sitzen, machen Sie keinen Buckel.

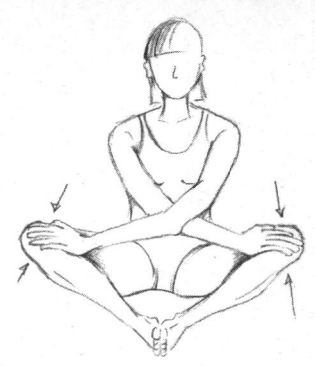

Wenn Sie Ihre Endposition erreicht haben, können Sie mit den Knien leicht auf und ab schwingen wie ein flatternder Schmetterling. Mit dieser Übung regen Sie das zweite Chakra an und kräftigen die Gebärmutter.

Druck und Gegendruck

Sie sitzen auf dem Boden und legen die Fußsohlen aneinander. Stützen Sie nun die rechte Hand an der Innenseite des linken Knies auf und die linke Hand an der Innenseite des rechten Knies.
Versuchen Sie nun, gegen den Widerstand der Hände die Knie zusammenzupres-

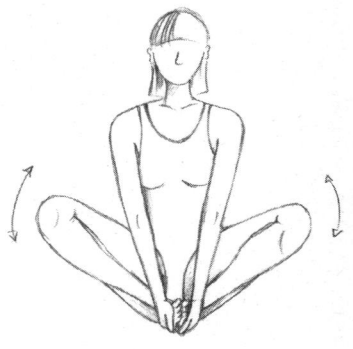

sen. Halten Sie die Spannung etwa sechs Sekunden. Dann lassen Sie los und spüren nach.
Wiederholen Sie diese Übung ein paarmal. Sie stärkt den Unterleib.

Danach dehnen Sie den Unterleib, indem Sie die aneinandergelegten Fußsohlen mit den Händen umfassen und sich aus dem Becken nach vorn ziehen. Der Rücken bleibt gerade. Atmen Sie in die Dehnung im unteren Rücken und Becken hinein, und beleben Sie so den Unterleib.

Dehnung für Unterleib und Beine

Sie sitzen mit ausgestreckten Beinen auf dem Boden. Winkeln Sie das rechte Bein an, so daß das Knie am Boden aufliegt, und bringen Sie die rechte Ferse möglichst nahe an den Damm, die Fußsohle berührt die Innenseite des linken Oberschenkels.
Beugen Sie sich nun mit geradem Rücken vor und um-

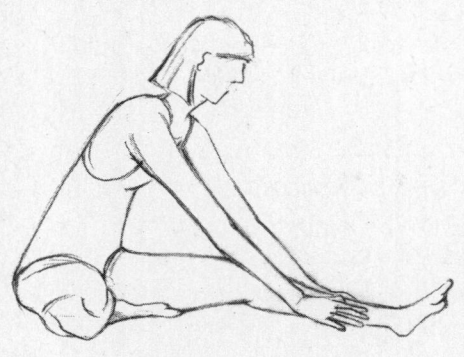

fassen Sie mit den Händen Ihr ausgestrecktes linkes Bein. Vielleicht kommen Sie mit den Händen nur bis zum Knie, vielleicht bis zur Wadenmitte – oder sogar bis zur Fußspitze.

Dehnen Sie sich aus dem unteren Rücken nach vorn, ohne einen Buckel zu machen, und gehen Sie sanft nach unten. Halten Sie dabei nicht den Atem an.

In der Endposition verharren Sie ungefähr sechs Sekunden und spannen den Beckenboden an.

Dann lösen Sie die Spannung, richten sich wieder auf und wiederholen die Übung zur anderen Seite.

Spüren Sie zum Schluß den Bewegungen des Anspannens und Lösens nach. Diese Übung stimuliert den gesamten Unterleib.

PC-Muskel-Übung

Setzen Sie sich auf einen Hocker oder Stuhl. Die Fußsohlen liegen gut am Boden auf, Ober- und Unterschenkel bilden einen rechten Winkel. Der Rücken ist gerade. Ziehen Sie das Kinn ein wenig zur Brust und recken Sie den Scheitel nach oben. Es ist wichtig, daß die Wirbelsäule aufgerichtet ist.

Atmen Sie entspannt durch die Nase, und wandern Sie mit Ihrer Aufmerksamkeit zum Beckenboden. Mit dem Einatmen spannen Sie nun After und Scheide so lange Sie können an, und »saugen« Sie den Beckenboden nach innen. Mit dem Ausatmen lassen Sie wieder los und spüren nach.

Gerhard Eggetsberger, der das PC-Muskel-Training intensiv erforscht hat *(Geheime Lebensenergien)*, betont, daß die Entspannungsphase, das Nachspüren, hier äußerst wichtig ist, denn nun fließt die meiste Energie. Eggetsberger ist es gelungen, die Energieströme, die im Becken durch die Kontraktionen des PC-Muskels erzeugt werden, mit wissenschaftlichen Methoden zu messen und nachzuweisen, wie sie über das Rückenmark aufsteigen, das Gehirn aufladen und sich über das Nervensystem im ganzen Körper verbreiten. Der Beckenboden ist tatsächlich eine Kraftzentrale, die Sie auch willentlich steuern und gut trainieren können. Vor allem der PC-Muskel als Teil des *M. levator ani* unterstützt die Funktion der Gebärmutter und stimuliert sie. Ein aktiver PC-Muskel hilft bei der Ausschüttung von Hormonen und Endorphinen und trägt zum physischen wie psychischen Wohlbefinden ganz entscheidend bei.

Guter Sex, bei dem es zu orgastischen Kontraktionen von Gebärmutter und Scheide kommt, ist für uns Frauen bereits ein hervorragendes Beckenbodentraining. Falls Sie ein allgemeines Aufbautraining für den PC-Muskel ins Auge gefaßt haben oder den guten Sex noch besser machen wollen, üben Sie wie folgt:

Wie beschrieben auf dem Stuhl sitzen. Mit dem Einatmen Anus und Scheide zusammenziehen, so daß sich der Beckenboden hebt. Bis drei zählen und dann mit dem Ausatmen die Spannung lösen. Nachspüren. Diese Übung etwa zehnmal wiederholen.

Nach einer Woche täglicher Übungspraxis, die jeweils nicht mehr als etwa fünf Minuten in Anspruch nehmen sollte, versuchen Sie, beim Anspannen bis zehn zu zählen und erst dann mit dem Ausatmen loszulassen und nachzuspüren.

Wenn Sie sich diese Kondition erworben haben, sollten Sie – nach der Methode von Gerhard Eggetsberger – nach den langsamen Kontraktionen eine Runde schneller Kontraktionen einlegen. Im einzelnen: Einatmen, anspannen und bis zehn zählen, ausatmen und lösen, nachspüren. Das Ganze zehnmal wiederholen. Dann eine Minute Pause einlegen und anschließend den PC-Muskel ganz schnell zehnmal anspannen und entspannen. Nachspüren. Drei dieser Durchgänge sollten täglich geübt werden.

Diese Übung hat den Vorteil, daß sie auch ganz unauffällig im Büro oder in der U-Bahn oder beim Fahrradfahren durchgeführt werden kann. Doch selbst wenn Sie nicht so ehrgeizig oder diszipliniert sind, regelmäßig zu üben, sollten Sie mehrmals am Tag Ihre Aufmerksamkeit Richtung Becken und Beckenboden schicken. Erinnern Sie sich daran, daß hier eine Ihrer wichtigsten Kraftquellen liegt.

In der Bauchlage

Die Schlange richtet sich auf

Legen Sie sich auf den Bauch. Die Stirn liegt auf dem Boden auf, die Hände ruhen bei angewinkelten Armen nahe am Körper.

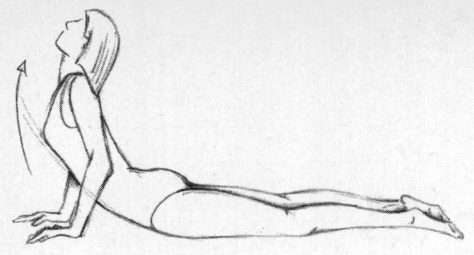

Beginnen Sie, langsam den Kopf zu heben, bis er im Nacken seine Endposition erreicht hat, dann folgen die Schultern und der Rücken, wobei die Hände dieses Aufrichten nur unterstützen. Die Rückenmuskulatur leistet die Arbeit.

Verharren Sie für etwa sechs Sekunden in der maximalen Aufrichtung des Oberkörpers – ohne den Atem anzuhalten, lenken Sie den Atem vielmehr tief in den Unterleib. Denken Sie dabei an eine Kobra, an die königliche Schlange, die sich stolz aufrichtet.

Dann rollen Sie den Oberkörper langsam wieder in die Ausgangsposition zurück – der Kopf senkt sich erst ganz zum Schluß – und spüren der kraftvollen Dehnung in Unterleib und Brust nach.

Über das Wasser gleiten

Sie liegen mit nach vorn ausgestreckten Armen auf dem Bauch. Die ausgestreckten Beine sind geschlossen. Die Stirn ruht auf dem Boden.

Mit dem Einatmen heben Sie gleichzeitig die Arme und

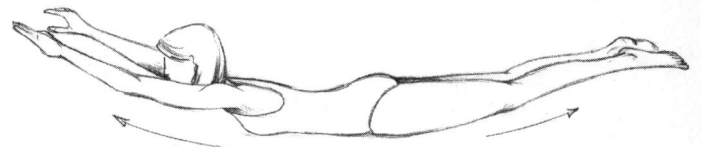

Beine so hoch, wie Sie können; der Kopf wird ebenfalls gehoben, der Brustkorb löst sich vom Boden. Wenn Sie ungeübt sind, kommen die Beine und Arme möglicherweise nur ein ganz kleines Stück in die Höhe. Bleiben Sie einige Sekunden in dieser Position, ohne den Atem anzuhalten, während Sie den Po anspannen und die Beine geschlossen halten.

Mit dem Ausatmen kehren Arme und Beine langsam zum Boden zurück. Entspannen Sie sich, bevor Sie die Übung wiederholen.

Mit dieser Übung tun Sie etwas für Po und Hüftmuskel sowie für Blase und Eierstöcke – von der Wirbelsäule und speziell vom Kreuzbein ganz zu schweigen.

Rückenentspannung

Nach den Beckenbodenübungen oder auch jederzeit, wenn Sie sich verkrampft und gestreßt fühlen, können Sie sich mit dieser Übung wie ein Kind im Mutterleib entspannen.

Sie gehen in den Fersensitz und beugen sich langsam

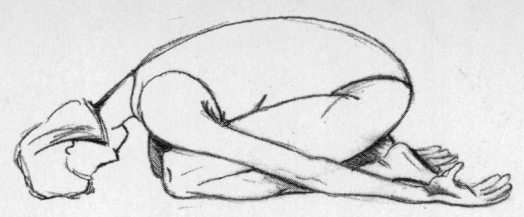

nach vorn. Die Arme sind am Körper nach hinten gestreckt; die Handflächen zeigen nach oben. Die Stirn
liegt am Boden.
Kommen Sie in dieser Haltung zur Ruhe und atmen Sie
ruhig und gelassen.

In die Mitte, an die Kraft kommen

Atem und Stimme

Bei den Körperübungen wurde schon jeweils kurz auf sie hingewiesen: auf die richtige Atmung. Vor allem bei körperlichen Anstrengungen wie etwa dem Heben und Tragen von Lasten ist es für die gute Zusammenarbeit mit dem Beckenboden wichtig, den Atem nicht anzuhalten, sondern beim Anspannen der Muskeln *auszuatmen* und dann ruhig durch die Nase *weiterzuatmen*.

Beim Einatmen senkt sich das Zwerchfell, und die Luft strömt in den größer werdenden Brustraum ein. Der Bauchraum wird dabei zusammengepreßt, und er übt wiederum Druck auf den Beckenboden aus. Wird das Einatmen von einer Muskelkontraktion im Bauchraum begleitet, steht der Beckenboden unter höchstem Druck. Es ist also empfehlenswert, auszuatmen, wenn die Einkaufstasche oder das Baby hochgehoben wird. Sie gewöhnen sich sehr schnell daran, wenn Sie »Hau ruck!« oder »Ufff!« sagen oder einen anderen Laut ausstoßen, sobald Sie die Bauchmuskeln etwa beim Heben stark beanspruchen.

Achten Sie außerdem darauf, auch in den Bauch zu atmen, also beim normalen Atmen Brust- und Bauchatmung zu kombinieren. So bleibt die Bauchdecke elastisch und kann einem Druckanstieg flexibel nachgeben. Bei einer reinen Brustatmung, bei der die Bauchdecke unbeweglich ist, müßte der Beckenboden den Druck von oben allein auffangen.

Durch eine ruhige, tiefe Bauchatmung eröffnen sich außerdem innere Räume, die mehr sind als ein schlichtes Ausdehnen beim Atemholen. Die Atemtherapeutin Ilse Middendorf (*Der erfahrbare Atem*) verweist in diesem Zusammenhang auf den unteren Raum, der Becken, Beckenboden, Beine und Füße umfaßt. Sie beschreibt ihn als den Raum des Blutes, der Leidenschaft und Triebe, der Fruchtbarkeit und mütterlichen Geborgenheit sowie der Lebenskraft und Verwurzelung. Bei den meisten Menschen dringt die Atembewegung gar nicht bis in diesen eigentlich höchst vitalen untersten Raum, sondern verebbt bereits in der Gegend des Nabels. Der unterste Raum bleibt auf diese Weise eng, starr und unbelebt und erfüllt nur unzureichend seine Aufgabe, dem eigenen In-Erscheinung-Treten und der Lebenslust ein sicheres Fundament zu bieten.

Jedes Beckenbodentraining sollte stets gut mit dem Atemrhythmus koordiniert sein. Darüber hinaus kann ein gezieltes Atemtraining helfen, Energie in das Becken, in seine Muskeln und Organe zu schicken und das Gespür für die eigene Basis zu entwickeln. Der untere Raum, die »Erdmitte«, wird durch die Atemübungen weiter und stärker und ist dann in der Lage, die aufgenommene Erdkraft im Körper nach oben steigen zu lassen.

Bauchatmung

Setzen Sie sich auf einen Hocker oder Stuhl. Der Rücken ist gerade, beide Fußsohlen liegen auf dem Boden auf.

Legen Sie nun die Hände auf den Bauch, und lassen Sie den Atem durch die Nase einströmen. Sie spüren, wie die Atemluft Ihre Lungen füllt. Das Zwerchfell dehnt sich nach unten, dabei wölbt sich der Bauch vor. Dann lassen Sie den Atem langsam durch die Nase wieder ausströmen. Beim Ausatmen konzentrieren Sie sich auf Ihren Bauchraum, die Gebärmutter und das Becken, die nun voller Kraft sind.

Bei den nächsten ruhigen Zügen der Bauchatmung – bei denen Sie nichts forcieren, sondern den Atem von selbst kommen lassen – legen Sie Ihre Hände am Rücken in Taillenhöhe auf und spüren der Atembewegung nach.

Dann plazieren Sie die Hände im Lenden- und Kreuzbeinbereich. Spüren Sie die Atembewegung auch hier im unteren Rücken? Legen Sie die Hände schließlich auf die Hüften, und erspüren Sie die Atembewegung auch im Beckenboden.

Diese Atem- und Spürübung ist ein guter Weg, um Kontakt mit Ihrem Beckenraum aufzunehmen und ihn mit Sauerstoff, Lebensenergie und Bewußtsein zu erfüllen.

Die Atmung der Göttin

Von Ina Koosaka (*Das ganzheitliche Atembuch*) stammt die folgende Übung: Sie liegen ausgestreckt auf Ihrem Bett oder auf einer Decke am Fußboden. Mit dem Einatmen stellen Sie sich vor, wie der Atem von der Erde durch die Füße hereinströmt und durch die Beine bis zum Nabel fließt. Der Bauch wölbt sich vor. Nach einer kurzen Pause atmen Sie aus und schicken den Atem durch die Beine und Füße wieder zurück.

Stellen Sie sich dabei vor, daß der Atem von der Erde, dem Palast der Göttin, zu Ihnen fließt und Sie mit Leben erfüllt. Beim Ausatmen wird der Atem wieder von der Erde aufgenommen, gereinigt und neu mit Kraft und Liebe aufgeladen.

Töne

Nicht nur mit den Atembewegungen, sondern auch mit Ihrer Stimme, mit lauten wie leisen und sogar stillen, inneren Tönen erschließen Sie den unteren Raum, die Erdmitte – Ihr kraftvolles Becken.

Nach Ilse Middendorf öffnen bestimmte Vokale den unteren Raum, während Konsonanten zentrierend wirken. Setzen Sie sich aufrecht auf einen Hocker oder Stuhl und atmen Sie entspannt durch die Nase ein und aus. Wenn Sie zur Ruhe gekommen sind, singen Sie laut oder leise Vokale wie A, E, I, O, U. Sie können sie auch nur in Gedanken singen. Fühlen Sie nach, wo Sie in Ihrem Körper eine Veränderung, eine Öffnung, ein Weitwerden oder einen anderen Bewegungsimpuls spüren. Um das Becken und den Beckenboden zu stimulieren, sollten Sie es mit folgenden Vokalen und Konsonanten probieren:

- U öffnet eine Schale im Becken. Ein gesungenes U ruft Empfindungen von Schwere, Ruhe, Tiefe und Kompaktheit hervor. Es entsteht ein Gefühl für die feste

Basis im unteren Becken, die trägt und auf die man sich verlassen kann.

- I wirkt auf die obere Schulterpartie, den Hals und Kopf und hat einen intensiven, hellen Klang. Das gesungene I stimuliert das Gehirn und die Nerven, es weckt auf.
- U und I: Singen Sie mit dem Einatmen ein U und mit dem Ausatmen ein I. Sie verbinden auf diese Weise den unteren Beckenraum, die Erde, mit dem Kopf- und Nackenbereich, dem Himmel. Die Wirbelsäule wird aufgerichtet, und ein Gefühl der Leichtigkeit, das dennoch gut geerdet ist, stellt sich ein.
- A bringt Sie in die Mitte. Ein gesungenes A schafft von der Körpermitte ausgehend einen schützenden Raum, der sich sogar über den Körper hinaus ausdehnt. Üben Sie das A, in dem Sie nach einer Weile wie in einer Eischale von Kopf bis Fuß eingehüllt und geborgen sind, auch im Stehen.
- F weckt die Antriebskraft aus dem Beckenboden. Das scharf geflüsterte F regt das Anspannen und Lösen der Beckenbodenmuskulatur an und trainiert eine schlaff gewordene Basis.
- L macht demgegenüber den Beckenboden weich und weit.
- R verbindet den Beckenboden mit der Kehle und schenkt Ihnen Vitalität – üben Sie es auch im Stehen.
- S können Sie stimmhaft und stimmlos üben – am besten im Stehen. Stärker als ein **SCH** zentriert es Sie unterhalb des Bauchnabels im zweiten Chakra.
- **TZ** wirkt wie S, jedoch wesentlich intensiver.

Üben Sie zu Beginn die Vokale jeweils etwa und achten Sie später beim Singen darauf, Ruhe des U etwa in Schläfrigkeit umschläg Anregende des I in Nervosität. Übertreiben nicht beim Üben.

Entdecken Sie das Weitwerden bei den Vo die dynamischen Impulse im Becken, die v nso-nanten gesetzt werden. Erinnern Sie si n die Drachen-Übung von Seite 72. Vielleicht hab e Lust, sie gleich einmal auszuprobieren.

Die Atem- und Spürübungen nach Middendorf helfen Ihnen, sich zu sammeln und einen inneren Raum zu öffnen, aus dem heraus sich Kraft entfalten kann.

Neben diesem gezielten Einsatz von inneren und äußeren Lauten ist allgemein das Singen eine gute Methode, um sich in gute Laune zu versetzen und den Beckenboden über den Atem und die Stimme in Schwung zu bringen. Experimentieren Sie auch mal mit »Phantasiegesängen« wie »Jaaa« in allen Tonlagen und Lautstärken. Das »Jaaa« öffnet die Kiefergelenke, so daß die Energie zum Beckenboden hinabströmen kann. Ein »Lalalala« macht das Becken weich und weit. Darüber hinaus hilft einfaches Summen, Seufzen und Stöhnen, Spannung aus dem Becken abfließen zu lassen.

Mudras

»Mudra« ist ein altindischer Begriff und bedeutet »Siegel« oder »Zeichen«. Mudras werden heute vor allem im

Hinduismus und Buddhismus benutzt, doch kennt oder kannte man sie in allen Kulturen. Mudras sind bestimmte Positionen der Hände und Finger, die eine energetische Wirkung haben. Mit ihrer Hilfe kann gezielt ein Energiefluß im eigenen Körper oder im Körper des Betrachters ausgelöst werden. Mudras dienen auch als visuelle Symbole für Bewußtseinszustände und übermitteln spirituelle Botschaften. Bei Buddha-Darstellungen finden Sie beispielsweise immer charakteristische Hand- und Fingerhaltungen. (Tempel-)Tänzer und Tänzerinnen bedienen sich Mudras, um ihr Publikum zu verzaubern und zu erheben und um mit den Händen eine Geschichte zu erzählen.

Auch der Energiefluß im Beckenbereich kann durch Mudras beeinflußt werden. Diese Handhaltungen lassen sich im Liegen, Sitzen oder Stehen praktizieren. Ein wenig Zeit und ein ungestörtes Plätzchen sind alles, was Sie dazu brauchen. Mudras zu üben gleicht der Meditation.

Beckenatmung-Mudra

Die Atemtherapeutin Ilse Middendorf *(Der erfahrbare Atem)* benutzt zwar nicht den Begriff »Mudra«, doch die von ihr beschriebene »Fingerkuppenarbeit« wirkt in der gleichen Weise. Middendorf entdeckte unter anderem, daß speziell bei einem Aneinanderdrücken der Kuppen von Ringfingern und kleinen Fingern automatisch Atembewegungen im Becken ausgelöst werden.

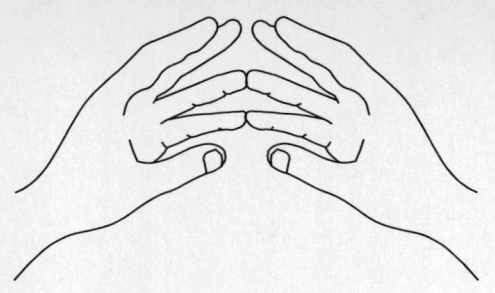

Durch diese einfache Handhaltung erreichen Sie eine Be-
lebung des Beckens und ein Öffnen des »unteren Raums«,
der durch den Atem nun energetisiert werden kann.

Zum Üben setzen Sie sich auf einen Hocker oder Stuhl.
Sie sitzen aufrecht, die Fußsohlen liegen beide am Boden auf. Ihre Hände halten Sie ungefähr auf Taillenhöhe.
Bringen Sie nun die beiden Ringfinger und die beiden
kleinen Finger zusammen, und drücken Sie diese Fin-
gerkuppen leicht aufeinander. Bleiben Sie etwa sechs
Atemzüge in dieser Position. Sie forcieren den Atem in
keiner Weise, sondern beobachten in aller Ruhe den
Atem- und Energiefluß.

Wenn Sie geübter sind, können Sie diese Fingerhaltung
auch noch länger beibehalten

Beckenboden-Mudra

Die Yogalehrerin Gertrud Hirschi (*Mudras*) bezeichnet
diese Mudra als »Energiepumpe«, denn der Beckenboden
wird durch sie aktiviert. Die dort entfachte Energie wird

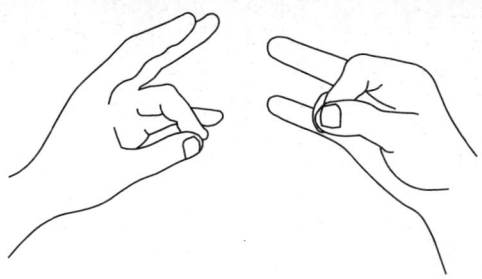

nach oben gelenkt und erzeugt einen klaren Kopf sowie eine gute Stimmung.

Üben Sie im Sitzen, Liegen oder Stehen, und gönnen Sie sich dafür etwa fünf Minuten Ruhe.

Die Kuppen von Daumen, Ringfinger und kleinem Finger der rechten Hand berühren sich; Mittelfinger und Zeigefinger werden ausgestreckt.

Bei der linken Hand berühren sich die Kuppen von Daumen, Mittelfinger und Ringfinger; Zeigefinger und kleiner Finger sind gestreckt.

Mudra für das Basis-Chakra

Nach Gertrud Hirschi wird mit dieser Fingerhaltung die nährende Energie im Beckenboden geweckt, durch die sich Vitalität, Selbstvertrauen und Durchsetzungskraft aufbauen können. Das Basis-Chakra, mit dessen Hilfe sich ein Mensch verwurzelt und durch das er mit der Energie der Erde im Austausch steht, erfährt eine Stimulation.

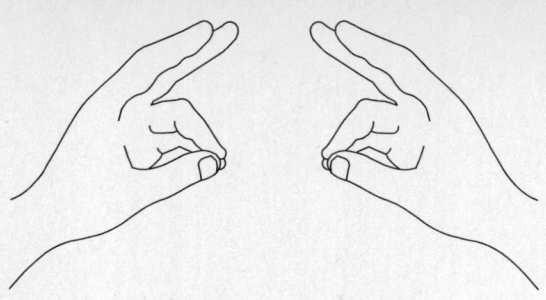

Für diese Mudra legen Sie jeweils die Kuppen von Daumen, Ringfinger und kleinem Finger der rechten und linken Hand aneinander. Üben Sie fünf bis dreißig Minuten lang.

Gebärmutter-Mudra

Der Kinesiologe Kim da Silva (*Gesundheit in unseren Händen*) empfiehlt diese Mudra bei Gebärmutterschwäche, die sich als Menstruationsbeschwerden oder als Senkung und Blasenschwäche bemerkbar macht.
Legen Sie die Kuppen von Daumen, Zeige- und Ringfinger der rechten Hand zusammen.
Bei der linken Hand berühren sich Daumen und Ringfinger.
Nach Kim da Silva wird eine optimale Wirkung erzielt, wenn Sie diese Mudra fünfmal täglich zwei Minuten lang üben. Sie kann mit der Blasen-Mudra kombiniert werden, wobei Sie zwischen dem Praktizieren der beiden Mudras ein paar Minuten Pause machen sollten.

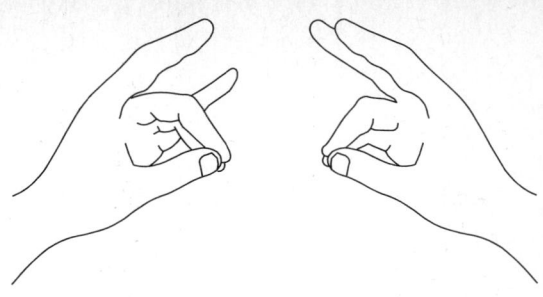

Blasen-Mudra

Diese Mudra stärkt die Blasenenergie und schafft eine Grundlage zur besseren Kontrolle der Blasenschließ-muskeln.

Sie legen die Kuppen von Daumen, Mittel- und Ringfinger der rechten Hand zusammen.

Bei der linken Hand berühren sich die Kuppen von Daumen und Mittelfinger, wobei die Innenseite des Daumens auf der Innenseite des zweiten Ringfingergliedes ruht. Zeigefinger und kleiner Finger sind gestreckt.

Empfohlen wird, diese Mudra viermal täglich sieben Minuten lang zu üben.

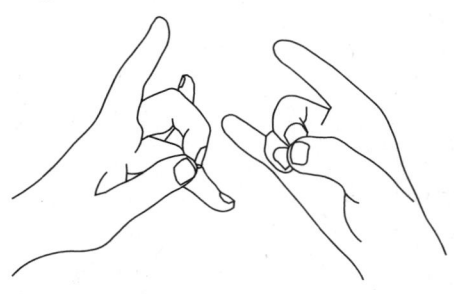

Visualisierung und Meditation

Ihr Beckenboden ist ein sensibles Kraftpaket; er reagiert nicht nur auf Gymnastik. Ihr Beckenraum füllt sich keineswegs nur dank spezieller Atemübungen mit Energie. Scheide wie Gebärmutter können für ihre Fitneß mehr Unterstützung gebrauchen als ein hingebungsvolles PC-Muskel-Training – die Power im Unterleib wecken Sie ganz entscheidend auch durch Ihre Vorstellungs- und Gedankenkraft.

Anfangs ist es zum Teil schwer, ein Gefühl für die Muskeln des Beckenbodens zu bekommen und die Kraft wirklich zu spüren, die hier ruht. Aber nicht nur aus diesem Grund ist es empfehlenswert, zusätzlich mit Visualisierungen zu arbeiten. Die Zeit, die Sie sich für die inneren Bilder nehmen, ist stets ein Moment konstruktiver Selbstbesinnung auf Ihre schöpferische Kraft. Sie kommen zur Ruhe und entdecken die letztlich grenzenlose Macht der Gedanken. Mit Gedankenkraft erschaffen Sie Realitäten. Sie können lernen, auf diesen Vorgang bewußter Einfluß zu nehmen. Gerade im Bereich der Körperfunktionen gelingt es Ihnen mit Hilfe von Visualisierungen, die Grundlagen für Ihr Wohlbefinden und Ihre Gesundheit zu schaffen.

Beginnen Sie mit einer ganz einfachen Übung.

Sie liegen bequem und ungestört im Bett. Die Beine sind ausgestreckt. Sie können jedoch auch die Füße aufstellen. Die Arme liegen entspannt an den Körperseiten.

Schließen Sie die Augen und kommen Sie mit der Atmung zur Ruhe. Gehen Sie dann mit Ihrer Aufmerksamkeit in den Beckenboden und stellen Sie sich die kraftvollen Muskelstränge vor, die sich hinten vom Steißbein nach vorn zum Schambein ziehen. Spannen Sie nun diese Muskeln an – und zwar nur in der Vorstellung. Ihr Körper bleibt ganz locker. Lassen Sie dann in Ihrer Vorstellung die Spannung wieder los.

Stellen Sie sich als nächstes die Muskelschicht vor, die sich vorn im Beckenboden von rechts nach links spannt. Aktivieren Sie in Ihrer Vorstellung diese querliegenden Muskeln, ziehen Sie mit ihrer Hilfe die Hüften zusammen. Dann lassen Sie wieder los.

Stellen Sie sich zum Schluß vor, wie sich die Dammregion zusammenzieht und nach oben hebt.

Dann wiederholen Sie die Übung und gebrauchen diesmal neben Ihrer Vorstellung auch Ihre Muskeln. Selbst wenn Sie manche Muskeln noch nicht willentlich beherrschen, bringt allein Ihre Vorstellungskraft einen Trainingserfolg.

In sich hineinlächeln

Sie brauchen etwa zwanzig Minuten Zeit und ein ungestörtes Plätzchen. Sie können im Sitzen üben oder im
Liegen. Achten Sie in beiden Fällen darauf, die Beine
nicht zu überkreuzen. Beim Sitzen liegen die Fußsohlen
gut am Boden auf, und die Wirbelsäule ist aufgerichtet.

Mit Hilfe von ruhigen Atemzügen gelangen Sie in die
Stille. Ihre Augen sind geschlossen, Ihr Gesicht ist entspannt – keine steilen Falten auf der Stirn, keine herun-
tergezogenen Mundwinkel oder aufeinandergepreßten
Zähne. Entspannen Sie Ihr Gesicht mit einem ganz
feinen, mehr innerlichen Lächeln.

Reisen Sie dann in Ihrer Vorstellung zu Ihrer Gebärmutter (wenn Ihnen die Gebärmutter durch eine Operation
entfernt wurde, konzentrieren Sie sich auf das feinstoffliche, ätherische Doppel der Gebärmutter, das sich nach
wie vor an Ort und Stelle befindet). Wenn Sie mögen,
legen Sie zur besseren Konzentration Ihre Hände auf den
Unterbauch.

Schicken Sie innerlich ein Lächeln zur Gebärmutter. Sie
können sie als pralles, kraftstrotzendes, rotgoldenes
Muskelgefäß »sehen«, oder als Sonne oder in anderer
symbolischer Gestalt. Atmen Sie in die Gebärmutter,
während Sie ihr ein Lächeln senden. Sehen Sie, wie
Krusten oder Schatten und Narben von ihr abfallen, wie
sie Farbe oder Glanz bekommt und wie sie sich ausdehnen kann und biegsam wird, weil Energie in sie hinein-
strömt.

Ihr Lächeln streichelt über die Gebärmutter und die

Beckenschale, in deren Rund sie geschützt ruht. Schenken Sie dem Muskelteppich, der unten in der Schale liegt, ebenfalls ein Lächeln. Es ist ein wunderschönes glattes, festes Gewebe, elastisch wie ein Trampolin.

Wenn Sie mit diesem Lächeln den Kontakt zu Ihrer Gebärmutter hergestellt haben, sagen Sie still oder laut: »Ich sehe dich.« (Oder – wenn es Ihnen lieber ist: »Ich höre/spüre/schmecke/kenne/achte dich.«)

Bleiben Sie noch einen Moment mit Ihrer liebevollen Aufmerksamkeit in Ihrem Becken und bei der Gebärmutter. Dann atmen Sie tief ein, öffnen die Augen und gähnen, dehnen und strecken sich.

Probieren Sie diese Übung für eine Weile auch einmal regelmäßig vor dem Einschlafen. Über Ihre Träume bekommen Sie so möglicherweise inspirierende wie auch heilsame Botschaften aus ihrem Kraftzentrum.

Ein schnelles Lächeln können Sie Ihrem Becken, oder speziell dem Beckenboden, der Blase oder der Gebärmutter aber auch zwischendurch im Büro oder bei der Hausarbeit senden. Legen Sie einfach die Hand auf und lächeln Sie dorthin. Falls Sie eine Reizblase plagt, legen Sie die Hand auf die Blase und sagen innerlich mit einem Lächeln: »Beruhige dich, entspanne dich.« Mit einem liebevollen, anerkennenden inneren Lächeln können Sie auch Ihren Bauch öfter mal sanft reiben – nicht nur, wenn Sie Schmerzen haben.

Silberne Schale und goldene Kugel

Entspannen Sie sich – wie oben beschrieben – im Sitzen. Wenn Sie zur Ruhe gekommen sind, singen Sie zur Einstimmung laut oder leise ein U und spüren, wie sich im Becken der Raum weitet.

Dann stellen Sie sich vor, daß unten in Ihrem Becken eine silberne Mondsichel liegt. Die schön geschwungene, glänzende Mondsichel reicht von Hüfte zu Hüfte. Ihren tiefsten Punkt hat sie am Damm.

Spüren Sie die Ruhe, Geborgenheit und Sicherheit, die von dieser Mondsichel ausgeht.

Dann sehen oder spüren Sie, daß in der Mondsichel eine goldene Kugel ruht. Wenden Sie Ihre Aufmerksamkeit dieser Kugel zu. Spüren Sie ihre glatte, matt- oder hellglänzende Oberfläche. Die Kugel ist schwer, aber sie wird von der Mondsichel elegant getragen. Beide sind ein Paar.

Kann sich die Kugel bewegen? Rollen Sie sie ein wenig hin und her – rechts und links hinauf Richtung Hüfte.

Dann sehen oder spüren Sie, wie aus der schmalen Mondsichel eine silbrige Schale wird. Die goldene Kugel ruht am Boden dieser Schale.

Nun gelingt es Ihnen, die Kugel nicht nur nach links und rechts, sondern auch nach vorn und nach hinten rollen zu lassen. Probieren Sie das Vor- und Zurückrollen einige Male.

Beginnen Sie dann ganz sanft, die Kugel in der Schale kreisen zu lassen. Lassen Sie sie bei ruhigen Atemzügen eine Weile in die eine Richtung kreisen, dann wechseln Sie in die Gegenrichtung.

Rollt die Kugel ganz glatt, weich und mühelos? Oder welche Hindernisse und Schwierigkeiten gibt es?

Spüren Sie genau hinein, dann lassen Sie die Kugel wieder auf den Grund der Schale sinken. Sie gähnen, dehnen und strecken sich und beenden damit die Übung.

Beim Üben ruhen die Hände im Schoß. Um Ihre Konzentration zu unterstützen, können Sie die Hände vor dem Schambein so aneinander legen, daß die nach oben zeigenden Handflächen die innere Schale im Becken nachempfinden.

Die Drachenfrau tanzt mit den Elementen

Für diese Übung brauchen Sie ein wenig Platz. Wenn Sie dort ungestört sind, können Sie sie auch im Freien ausprobieren.

Sie stehen mit beiden Füßen auf dem Boden. Die Knie sind auch im weiteren stets leicht gebeugt. Kommen Sie mit ein paar Atemzügen zur Ruhe. Dann richten Sie Ihre Aufmerksamkeit auf Ihren Bauch und Ihr Becken. Singen Sie erst stumm, dann laut das U, das Ihnen im Beckenraum innere Weite und Fülle schenkt.

Entdecken Sie, daß sich in der Beckenschale, auf dem Geflecht des Beckenbodens, eine Drachenfrau ringelt – ein geschmeidiges, magisches, schillerndes Geschöpf.

Die Drachenfrau erwacht. Sie hebt den Kopf und beginnt sich zu rühren:

- Sie taucht in das Element *Wasser* ein. Sie ist die See-schlange, die durch die Wogen gleitet – und Sie selbst folgen ihren Bewegungen: mit einem Wiegen des Beckens, mit einem Schlängeln der Arme oder einem Beugen des Rumpfes und weichen Schritten zur Seite. Ihre eigenen Bewegungen können ganz klein sein. Es sind sanfte, runde Wellenbewegungen, mit denen Sie sich als Drachenfrau dem Meer der Gefühle hingeben und es sicher durchqueren.

- Treten Sie als Drachenfrau auf den festen Boden der *Erde*. Sie umschreiten entschlossen ihr Revier, in dem Schätze verborgen sind, dabei gehen Sie breitbeinig noch mehr in die Knie. Mit beiden Füßen, deren Zehen Sie spreizen, sind Sie verwurzelt. Vor überschäu-mender Kraft stampfen Sie auf den Boden auf; Sie verleihen Ihren Ansprüchen damit Nachdruck. Ihren Schwerpunkt finden Sie durch das Kreisen und Wiegen des Beckens. Sie nehmen selbstbewußt Ihren Raum ein und verbünden sich mit der Erde, Ihrer Ahnfrau.

- Die Drachenfrau entzündet nun ihr inneres *Feuer*. Als Feuerdrachin zischen, schnauben und fauchen Sie vor Lebenslust – und vor Zorn, wenn Ihnen etwas nicht paßt. Sie spucken Feuer durch Mund, Nase und Au-gen. Ihr feuriges Temperament zeigt sich auch in schnellen, kessen Hüftschwüngen und einem stolzen Aufrichten des Oberkörpers und des Kopfes. Lustvoll räkeln und schütteln Sie sich; Sie stehen inmitten einer funkensprühenden, lodernden Energiefontäne – Sie sind die Verführung persönlich, von Kopf bis Fuß erotisch, lockend und unwiderstehlich.

- Schließlich erhebt sich die Drachenfrau in die *Luft*. Sie fliegt zu den Sternen, von denen sie sich ihre Inspirationen holt. Dehnen und strecken Sie sich; werden Sie aus dem Becken größer. Je breiter und solider Ihre Basis, desto höher kommen Sie hinauf. Lassen Sie sich auch mal wieder fallen – in Ihr Sicherungsnetz im Becken –, um sich dann wieder lachend in die Lüfte zu erheben. Entdecken Sie an den Schulterblättern Ihre Flügel, die Sie nun ausbreiten können, weil Ihnen Ihr Becken die nötige Statik zum Fliegen schenkt. Schwingen Sie sich vertrauensvoll hoch hinaus.

Kommen Sie nach diesem Tanz durch die Elemente wieder zur Ruhe, und spüren Sie den Bewegungen und Stimmungen nach.
Bei dieser Übung können die Bewegungen auch ganz zart sein. Sie sollten aber immer ihren Ausgangspunkt im Becken haben, von innen nach außen fließen. Spielen und tanzen Sie ganz einfach die Elemente. Werden Sie zu der Drachin, die diese Elemente verkörpert. Schlüpfen Sie in sie hinein, und drücken Sie das Besondere jedes Elements durch Körperbewegungen aus. Wenn Sie mögen, können Sie dabei auch Ihre Stimme einsetzen, können singen oder summen.
Vielleicht haben Sie ja auch Lust, nur eine einzelne Drachenfrau und nicht alle vier Elemente zu verkörpern. Es ist manchmal eine gute Gelegenheit, um tief aus dem Bauch heraus eine Stimmung auszudrücken, um Traurigkeit abzuschütteln oder um mal ordentlich Dampf abzulassen.

Hilfsmittel

Für ein wirkungsvolles Beckenbodentraining benötigen Sie keine spezielle Ausrüstung. Sie müssen nur Ihre guten Vorsätze in die Tat umsetzen und sich ans regelmäßige Üben machen. Dennoch gibt es einige Dinge, die hilfreich sind und sowohl Nutzen als auch Spaß bringen.

Ball

Mit einem großen Gymnastikball (»Pezzi-Ball«) können Sie eine Menge Gutes tun: für den Rücken und das Becken an der Basis der Wirbelsäule. Sie bekommen diese Bälle im Sportfachgeschäft oder in der Sportabteilung von Warenhäusern. Wählen Sie die Ballgröße, bei der Ihre Beine in der Sitzhaltung einen rechten Winkel bilden.

Sie setzen sich auf den Ball, Ihr Rücken ist aufrecht, die Fußsohlen liegen gut auf dem Boden auf. Dann federn Sie zuerst sanft, später auch kräftig auf dieser elastischen Sitzfläche hoch und nieder. Ihre Arme schwingen seitlich locker mit. Ruhen Sie sich nach einer Weile aus und spüren den Bewegungen nach.

Üben Sie auf dem Ball sitzend auch das Kreisen und Kippen des Beckens sowie die Kneifübungen für den Beckenboden.

Der Ball ist gleichzeitig Spielzeug, Turngerät und Sitzgelegenheit für Arbeiten am (Schreib-)Tisch. Sie können ihn ausschließlich für gymnastische Übungen verwenden; noch besser wäre es, ihn auch bei alltäglichen Tätigkeiten im Sitzen zu nutzen. Auf dem Ball sitzen Sie »bewegt«, das heißt, Sie haben viel Gelegenheit, Ihr Becken vor und zurück kreisen und kippen zu lassen und sich aus dem Becken immer wieder neu auf- und auszurichten. Sie beugen damit einem Versteifen und Verkrampfen der Muskulatur vor, Sie schützen Ihre Hüftgelenke vor dem Einrosten – und Sie entwickeln durch die Schaukelbewegungen mehr Beckenboden-Bewußtsein.

Auf einem großen Ball zu sitzen vermittelt darüber hinaus ein Gefühl der Ruhe. Wie entspannt Sie sich von dem Ball – der stellvertretend für die Erde steht – tragen lassen können! Sie selbst werden ganz »rund«, satt und zufrieden. So ist der Ball ein wunderbares Hilfsmittel, um in der Bewegung immer wieder zu Ruhe und Ausgleich zu finden.

Luftballon

Wenn Sie meinen, daß das bunte Riesenspielzeug Pezzi-Ball die Ästhetik und das Feng Shui ihres Einzimmerapartments ruiniert, dann besorgen Sie sich besonders stabile, dickwandige Luftballons oder einen kleinen aufblasbaren Ball für das Beckenbodentraining.

Pusten Sie einen dieser stabileren Luftballons (probieren Sie vorsichtig aus, was er bei den verschiedenen Beanspruchungen verträgt!) oder den Ball nicht ganz prall auf. Er sollte in etwa die Größe eines Handballs haben, aber natürlich nicht so hart sein. Legen Sie den Luftballon/Ball auf einen Hocker oder Stuhl, und setzen Sie sich darauf. Nun können Sie mit dem Becken rollen und wippen oder auch Kneifübungen machen, um den Beckenboden zu stimulieren.

Setzen Sie den Luftballon/Ball auch beim Wippen in der Brücken-Stellung (siehe Übung auf Seite 77) ein. Schieben Sie den Luftballon/Ball unter Ihr Becken, und halten Sie ihn dort mit beiden Händen fest. Sie kommen dann jeweils beim Herabfedern auf dem Ball auf, der hier dem Becken als eine Art Trampolin dient.

Vaginalkugeln

Noch kleinere Übungsbälle stehen Ihnen in Form von Vaginalkugeln zur Verfügung. Sie sind in Sex-Shops (oder über entsprechende Versandhäuser wie zum Beispiel Ladies First, Kurfürstenstraße 23, D-80801 München) erhältlich. Es gibt sie als zwei mit einem Faden verbundene Kunststoffbälle von je etwa dreieinhalb Zentimetern Durchmesser (mit Kugellager im Inneren) oder als kleinere Metallkugeln von je etwa anderthalb bis zwei Zentimetern Durchmesser. Sie werden in die Scheide eingeführt und zumindest eine Viertelstunde dort belassen, während frau ganz normal Hausarbeit macht oder spazierengeht. Die Kugeln stimulieren und üben das automatische und willentliche Zusammenziehen des Beckenbodens. Je kleiner und schwerer die Kugeln sind, desto mehr Muskelkraft muß aufgewendet werden, damit sie nicht unbeabsichtigt herausfallen. Die sogenannten Vaginalkonen, die es in Sanitätsfachgeschäften gibt, sind Hilfsmittel für diesen speziellen Leistungssport. Man bekommt sie als ein Set von unterschiedlichen Gewichten in Form eines Konus, die jeweils wie ein Tampon in die Scheide eingeführt werden, um die Beckenbodenmuskulatur zu trainieren. Ziel ist, mit der Zeit sogar die schweren Konen zu halten.

Wie könnte es anders sein – auch hier handelt es sich um eine alte östliche Methode zur Stärkung von Damm, Scheide und Beckenboden. Bei den taoistischen Lehrern Mantak und Maneewan Chia (*Tao Yoga der heilenden Liebe*) finden Sie Übungsanleitungen für ein ausgefeiltes Muskelspiel mit einem oder zwei Gewichten in der Scheide. Sie empfehlen für die Gewichthebe-Übungen eiförmig polierte Obsidiane verschiedener Größe. (Obsidian ist ein vulkanisches Gestein. In ihm verbindet sich die Yang-Kraft des Vulkans mit der Yin-Kraft der Erde, aus dem es entstammt.) Eiförmige Obsidiane oder andere Steine finden Sie in Edelsteinläden. Bedenken Sie jedoch, daß sich an ihnen kein Rückholfaden befestigen läßt. Durch Eier aus Holz – wenn Plastik, Metall oder Stein nicht Ihre erste Wahl ist – läßt sich hingegen ein Loch bohren und ein Faden befestigen.

Während für manche Frauen der sportlich-medizinische Effekt der Übungen ganz im Vordergrund steht und sie die Kegel als »so sexy wie ein Tampon« empfinden, üben sie auf andere einen großen erotischen Reiz aus. Also einfach ausprobieren! Unbestritten ist allerdings, daß die damit erreichte Straffung und Stärkung der Scheidenmuskulatur und des Beckenbodens den Orgasmus vertiefen und neue Lust ins Liebesspiel bringen.

Sinnliches – Farben, Düfte, Musik

Eine lustvolle Beschäftigung mit Becken und Beckenboden beeinflußt im Grunde den gesamten Lebensstil. Natürlich können Sie die Angelegenheit Beckenbodentraining auf eine wöchentliche Pflichtstunde im Gymnastikanzug beschränken – oder aber einen allgemeinen Sinneswandel einleiten und verschiedenste schöne Dinge, die Ihnen von Kopf bis Fuß guttun, in Ihren Alltag bringen.
Zum Beispiel sind stimulierende Farben, wohlriechende Essenzen, weibliche Accessoires wie Schmuck aus Perlen, Korallen, Muscheln, Bernstein oder Mondstein sowie stimmungsvolle Musik dazu angetan, Sie zu verwöhnen, Ihr göttliches Becken-Bewußtsein zu unterstützen und die physischen und psychischen Energien der unteren Chakren anzuregen.

- *Farben, Kristalle*: Experimentieren Sie mit den Farben Rot, Orange und Goldgelb für Kleidung und Zimmerdekoration sowie mit Edelsteinen in diesen Nuancen. Zu den Heilsteinen für die unteren Chakras gehören zum Beispiel: Granat, roter Jaspis, Karneol, Orangenkalzit, Rubin oder Zitrin. Farben sind bestimmte Wellenlängen des Lichts, die unmittelbar auf den Organismus und seine Stoffwechselprozesse einwirken.

- *Düfte:* Ob feine Räucherstäbchen, raffiniert zusammengestelltes Räucherwerk, edles Parfüm oder ätherische Öle – über die Nase wandern Duftmoleküle geradewegs ins Gehirn und aktivieren das limbische System. Es reagieren daraufhin das autonome Nervensystem wie auch das endokrine System und der Thalamus. Kurz gesagt: Stoffwechsel, emotionales Gleichgewicht, körperliches und seelisches Wohlbefinden, Denken und Handeln lassen sich durch Düfte positiv beeinflussen. Zu den ätherischen Ölen, die besonders auf Becken und Bauch, die unteren Chakren und auf weibliches Wohlgefühl einwirken, zählen unter anderem: Geranium, Jasmin, Kamille, Lavendel, Muskatellersalbei, Nelke, Neroli, Orange, Patschuli, Petitgrain, Rose, Rosenholz, Rosmarin, Sandelholz, Schafgarbe, Vanille, Wacholder, Ylang Ylang, Zypresse.
- Eine Kombination von Farben, ätherischen Düften und Kristallen bieten die Essenzen von *Aura-Soma.* Die drei untersten Chakren können durch die Essenzen B5 (Gelb über Rot; Basis-Chakra), B26 (Orange über Orange; Sakral-Chakra) und B4 (Gelb über Gold; Solarplexus-Chakra) ausbalanciert werden. Hilfreich sind auch B6 (Rot über Rot; Damm und Becken pur) und B87 (Koralle über Koralle; Unterleib). Sie können die farbigen Essenzen auf den Körper auftragen oder auch nur die bunten Glasflaschen betrachten und einen besonderen Platz in Ihrer Wohnung damit schmücken.
- *Musik*: Im Kapitel über die Chakren (Seite 40) wurde bereits auf die Klänge und Rhythmen hingewiesen,

119

die auf die unteren Chakren einwirken: afrikanische Trommelmusik, karibische Klänge, leidenschaftliche Tango- oder auch beschwingte Walzermusik. Mit Musikuntermalung wird Ihr Beckenbodentraining zum Tanz. Sie üben dann nicht nur mehr Beweglichkeit, sondern haben auch Gelegenheit, Ihre Gefühle auszudrücken und sich nach Herzenslust auszutoben.

- *Mondrhythmen*: Mondwissen ist Frauenwissen. Die weibliche Fruchtbarkeit unterliegt dem Mondrhythmus, und auch jenseits der fruchtbaren Jahre einer Frau bleibt ihre Schöpferkraft, Magie und Intuition mit den lunaren Kräften verbunden. Besorgen Sie sich einen Mondkalender, mit dessen Hilfe Sie die verschiedenen vom Mond geprägten Tagesqualitäten nachvollziehen können. Die wachsende Sensibilität für die Bedürfnisse und Wahrheiten Ihres Unterleibs führt Sie zu einem tieferen Verständnis natürlicher Rhythmen. Sie werden plötzlich spüren, wie die Kraft wieder durch Sie zu fließen beginnt, wie sich Ihr Körper und seine Säfte im Auf und Ab des Mondes wandeln und Sie im Einklang mit den kosmischen Strömen zuweilen Berge versetzen können.

Tips für den Alltag

Was guttut

Im Zuge des Beckenbodentrainings werden Sie automatisch mehr Bauchgefühl und Körperbewußtsein entwickeln. Und so kostet es Sie sicher keine Mühe, wenigstens ein paar der hier vorgestellten Dinge im Alltag zu beherzigen. Manchmal macht eine Kleinigkeit den großen Unterschied.

Bewegung

Wer rastet, der rostet. Ganz normale Bewegungen sind stets auch ein Training der Muskeln des Beckenbodens. Aber achten Sie auf schonende Bewegungsabläufe.

- Üben Sie so oft wie möglich das Treppensteigen, statt die Rolltreppe oder den Lift zu benutzen. Wenn Sie die Stufen dann auch noch federnd nehmen, absolvieren Sie ein wirkungsvolles Beckenbodentraining.
- Gehen Sie zu Fuß, statt für jede noch so kleine Strecke das Auto oder den Bus zu nehmen.
- Lassen Sie Ihr Gewicht auf beiden Füßen ruhen, wenn Sie lange stehen müssen, und halten Sie stets die Knie leicht gebeugt.
- Laufen Sie viel barfuß. Meiden Sie hochhackige oder

zu weich ausgepolsterte Schuhe mit dicken Sohlen – beide verhindern, daß Sie den Boden, der Sie trägt, gut spüren. Stöckelschuhe schwächen Ihren Beckenboden und Ihr Rückgrat. Sie verlieren an Kraft und Geschmeidigkeit aus dem Becken; Ihr »innerer Dynamo« braucht einen guten Bodenkontakt, um Sie mit Strom zu versorgen.

- Schnüren Sie sich nicht durch zu enge Kleidung ein. Beim stundenlangen, zum Teil auch vorgebeugtem Stillsitzen wird Ihr Becken eingeklemmt; Atem, Blut, Lymphe und Lebenskraft können nicht mehr gut fließen. Mit dem Bauch pressen Sie dabei womöglich auch noch auf den Beckenboden und setzen ihn unnötig unter Druck.

- Einen Stau im Becken vermeiden Sie, wenn Sie beim langen Sitzen die Beine nicht übereinanderschlagen.

- Einen schweren Gegenstand heben Sie am besten nur, wenn Sie dabei in die Hocke gehen und ihn beim Hochkommen möglichst körpernah halten, um den Rücken zu schonen. Beim Anheben ausatmen, und nicht mit angehaltenem Atem im Bauch pressen.

- Drehen Sie sich beim Niesen und Husten mit aufrechtem Oberkörper zur Seite, als ob Sie über die Schulter blicken wollten. Krümmen Sie sich nicht nach vorn zusammen.

Nahrung

Schauen Sie einmal genauer hin, was Sie wirklich
»nährt« und gut für Ihr Becken ist:

- Obst und Gemüse liefern die notwendigen Ballast-
stoffe für eine gute Verdauung. Bei Verstopfung wird
natürlich auch Ihr Beckenboden malträtiert.
- Trinken Sie ausreichend, damit Nieren und Blase
Ihren Körper entgiften und die Selbstheilungskräfte
unterstützen können, statt sich gereizt zu entzünden.
Gerade wenn es aufgrund einer Senkung zu Inkonti-
nenz kommt, sollten Sie ausreichend Wasser und
Kräutertee zu sich nehmen und nicht den vergeb-
lichen und sogar sehr schädlichen Versuch machen,
Ihr Leiden durch wenig Trinken auszutrocknen.
- Auch positive Gedanken und eine positive Einstellung
sind Nahrung.
- Tanken Sie Energie in der freien Natur auf. Nehmen
Sie, sehr vorsichtig dosiert, ein Sonnenbad, bei dem
Sie nach Möglichkeit für einen Moment auch den
Damm direkt von der Sonne bescheinen lassen. Stel-
len Sie sich dabei vor, wie Sie die Sonnenenergie in
sich hineinziehen.

Sich Zeit nehmen

Sich im Becken wieder zu wiegen und in seine Mitte zu
kommen verlangt, daß Sie auch mal abschalten und sich

Zeit für sich selbst nehmen. Beginnen Sie, Tagebuch zu schreiben, oder melden Sie sich zu einem Luna-Yoga-Kurs oder zu einem Kurs in Selbstverteidigung an. Oder treffen Sie sich einmal in der Woche mit Ihren Freundinnen zum gemeinsamen sportlichen Training oder zum Tanzen. Nehmen Sie den Vollmond und den Neumond zum Anlaß für eine Meditation. In der Hektik des Alltags vergessen Sie nur allzu leicht, etwas ausschließlich für sich selbst zu tun und zur Ruhe zu kommen. Einen Kurs fest zu buchen oder sich regelmäßig zum Üben zu verabreden ist eine Hilfe, sich von den Zwängen, der Lethargie und dem Trott zu befreien, die der Verwirklichung all der guten Vorsätze immer wieder entgegenstehen.

Übungsfolgen nach Lust und Laune

Es wäre optimal, jeden Tag ein wenig Gymnastik zu machen, um in Schwung zu kommen und fit zu bleiben. Ein festes Trainingsprogramm ist zwar eine gute Sache, aber nicht jeder Tag ist gleich gut. Je nach Stimmungslage und freier, ungestörter Zeit sollten Sie deshalb ein wenig variieren und die Übungen so wählen, daß sie wirklich im Einklang mit Ihrer Tagesform sind.

Einstieg
- Morgens im Bett die PC-Muskel-Übung (Seite 89), begleitet vom visualisierten Anspannen der Beckenbodenmuskeln (Seite 106). Eine gute Methode, um den Tag zu beginnen oder um sich mit dem Beckenboden überhaupt erst vertraut zu machen.
- Beim Zähneputzen tiefer in die Knie gehen, als ob Sie sich setzen wollten, und auf und ab schwingen – oder die Beckenschaukel nach rechts und links sowie vor und zurück (Seite 66) probieren.

Zwischendurch am Tag
- Zu Fuß laufen, Treppen steigen, hüpfen.
- Füße massieren (Seite 62).
- Eine der Beckenschaukeln im Stehen (Seite 66–69).
- Zur Gebärmutter hinspüren und sich durch einen kurzen Gedanken mit ihr verbinden.

In der Pause

- Atemübung und Singen von U und I (Seite 98).
- Eine der Fingerhaltungen (Mudras, Seite 100–105).

Bei gereizter, wütender Stimmung

- Feuer spucken (Seite 72).
- Die Drachenfrau tanzt das Element Feuer (Seite 112).
- Beckenkreisen in Form einer Acht (Seite 70).

Sich mit Energie aufladen

- Seilspringen.
- Beckenschaukel tief (Seite 69).
- Die Drachenfrau tanzt das Element Erde (Seite 112).
- Rückenentspannung (Seite 93).

Bei müder, trauriger Stimmung

- Rückenmassage zur Entspannung (Seite 81).
- Beckenschaukel im Liegen (Seite 76).
- Füße kreisen (Seite 79).
- Radfahren im Liegen (Seite 80).
- Atemübung und Singen von A und R (Seite 98).
- Die Drachenfrau tanzt das Element Wasser (Seite 112).

Wieder in Fluß kommen

- Innere und äußere Massage von Rücken und Unterleib (Seite 82).
- Bauchatmung (96).
- Stöhnen, gähnen.
- Geschmeidige Katze (Seite 83).

Sich zentrieren

- Körperdrehung (Seite 65).
- Großer Beckenkreis (Seite 70).
- Schmetterling (Seite 86).
- Druck und Gegendruck (Seite 87).
- Silberne Schale und goldene Kugel (Seite 110).

»Knackig und gelenkig«

- Brücke (Seite 77).
- Fersenpresse (Seite 80).
- Dehnübung für Unterleib und Beine (88).
- Bauchatmung (96).

Weich und geschmeidig

- Beckenkreisen auf allen vieren (Seite 85).
- Atmung der Göttin (Seite 97).

Sich aus der Mitte strecken

- Die Drachenfrau tanzt das Element Luft (Seite 113).
- Über das Wasser gleiten (Seite 92).
- Die Schlange richtet sich auf (Seite 91).

Vor dem Einschlafen

- In sich hineinlächeln (Seite 108).

Tanz und Bewegung aus der Mitte

Sie hegen viele gute Vorsätze und besitzen alles Wissen, um mit Körperübungen etwas für Ihr Wohlbefinden zu tun. Aber irgendwie schaffen Sie es trotzdem nicht, regelmäßig zu üben. Es will Ihnen einfach nicht gelingen, sich aufzuraffen und den »inneren Schweinehund« zu besiegen. Dabei sind in Ihrem Becken solche Schätze zu entdecken, und es würde Ihnen große Kraft zufließen – Sie wissen ja.

Mit Sicherheit gibt es tieferliegende Gründe als nur den Aspekt Zeitmangel, warum Sie Ihr gymnastisches Übungsprogramm bald wieder sausen lassen. Aber quälen Sie sich nicht, denn wozu frau keine Lust hat, dazu sollte sie sich auch nicht unbedingt zwingen. Gehen Sie lieber den sanfteren, weiblichen Weg – beginnen Sie zu tanzen.

Tanz

Wenn die Muskeln die Vermittler zwischen Körper und Geist sind, dann ist – auf einer höheren Ebene – die tänzerische Bewegung die Vermittlerin zwischen Körper und Seele. Wir tanzen vom ersten Augenblick an. Sobald ein menschliches Ei befruchtet ist, beginnt es, sich zu drehen. So tanzen wir ins Leben hinein.

Später im Leben ist der Tanz eine Methode, sich ohne Worte auszudrücken und durch geschmeidige Bewegungen aus der Mitte heraus Bewußtheit in die Körperzellen zu leiten. Der Tanz spiegelt die Lebensfreude wider. Tänzerische Bewegungen sind stets auch etwas Lustvolles, denn Energie beginnt zu fließen. Und aus der rhythmischen Bewegung heraus können sich die eigene Kraft und innere Wahrheit zeigen. Der Tanz bietet Ihnen die Gelegenheit, Gefühle freimütig darzustellen und sich zu öffnen. Er schenkt auch die Möglichkeit, in sich hineinzulauschen und mit sich selbst Zwiesprache zu halten. Ein ausdrucksvoller Tanz kommt immer aus der Mitte, aus dem Becken.

Bauchtanz

Der Bauchtanz ist der Tanz der Frauen. Der heute bei uns gelehrte orientalische Tanz hat seine Wurzeln in Ägypten und Nordafrika sowie in der Türkei. Doch ist anzunehmen, daß es ähnliche Formen einst auch bei uns in Mittel- und Nordeuropa gegeben hat, bevor sie aus religiösen und kulturellen Gründen verboten wurden. So viel Freiheit, weibliches Selbstbewußtsein und Lebenslust, wie sie der alte Tanz der Frau und Göttin ausdrückte, war sicher mit den Dogmen einer patriarchalischen Ordnung und asketisch ausgerichteten christlichen Kirche unvereinbar. Sollte die Frau nicht unter Schmerzen gebären, während der Menstruation leiden und von vielen Dingen ausgeschlossen sein, jungfräulich in die Ehe gehen und auch sonst wenig Spaß haben?
Der Bauchtanz ist ursprünglich im weitesten Sinne ein

Fruchtbarkeitsritus, der die Weiblichkeit zelebriert. Er wird barfuß getanzt – allein oder in einer Gruppe, wobei es keine mechanisch zu befolgende Choreographie gibt. Die Bewegung folgt individuell dem inneren Rhythmus, dem Trommelschlag, dem Takt der Musik. Sie ist weich und schlangenhaft geschmeidig. Becken und Arme wiegen und schlängeln sich. Die Hüften werden sowohl schnell geschüttelt als auch langsam geschwungen. Die Haltung ist aufrecht, mit stolz erhobenem Kopf. Der Schwerpunkt liegt im Becken, aus dem die durch die Füße aufgenommene Kraft nach oben zum Scheitel gelenkt wird. Es ist kein kontrollierter, abgezirkelter Tanz, sondern ein selbstvergessenes wie selbstbewußtes, ein sinnliches wie machtvolles Spiel mit der Schlangenkraft, die im Becken ruht und von dort aufsteigt. Aus dem Becken heraus nimmt die Tänzerin ihren Raum ein und füllt ihn mühelos durch ihre Ausstrahlung weiblicher Kraft aus. Sie folgt dabei ihrer inneren Melodie.

Im Bauchtanz verbinden sich alle Elemente eines effizienten Beckenbodentrainings. Durch die kreisenden Bewegungen, das Heben und Wieder-Loslassen des Beckens und die schnellen Zitterbewegungen wird die Energie von der Körpermitte ausgehend in Fluß gebracht. Das Becken wird gelockert, gut durchblutet und erwärmt; ebenso werden die Füße belebt und massiert. Durch die lockere Haltung, durch das Wiegen in der Taille, aber auch durch das Dehnen und Strecken der Arme sowie durch die leichte Beugung der Knie werden die Meridiane stimuliert und geöffnet. Lebensenergie kann ungehindert fließen.

Der Beckenboden ist die Basis, der Tanzboden. Stets entwickeln sich neue Tanzfiguren aus dem Zusammenziehen, Anspannen, Heben und Loslassen. Mit zunehmender Übung werden die Steifheiten, Ecken und Kanten im Bewegungsfluß sanft gelöst und damit auch die darunterliegenden psychischen Blockaden Stück für Stück bearbeitet.

Der Wechsel von Anspannen und Loslassen ist ein Grundprinzip dieses Tanzes. Er ist auch das Geheimnis eines gut funktionierenden Beckenbodens. So erleichtern Bauchtanz wie Beckenbodentraining die Menstruation, Geburt und Rückbildung. Sie harmonisieren den Zyklus und regen die Fruchtbarkeit an. Sie wirken Rückenschmerzen und Depressionen entgegen, lösen innere wie äußere Erstarrung und Kälte und fördern Körperweisheit zutage. Sie bekämpfen Senkungen, Erschlaffungen und Verkrampfungen im Unterleib und zeigen der Frau ihre sexuelle Kraft.

Der Bauchtanz ist letztlich das ideale und vollkommen natürliche Beckenbodentraining. Wir Frauen haben unseren Tanz nur vergessen, er wird uns als Mädchen nicht gelehrt. Schon unseren Müttern und Großmüttern fehlte das alte Wissen, bereits sie waren ihrem Körper und seinem schöpferischen Potential weitgehend entfremdet. Da wir aus der weiblichen Bewegungs- und Tanztradition herausgefallen sind, plagen wir uns mit einer Menge vermeidbarer »Frauenleiden« und richten uns womöglich darauf ein, mit sechzig, siebzig oder achtzig wieder wie ein Baby Windelpakete zu tragen, statt als weise Alte immer noch würdevolle Frau zu sein.

Ich empfehle Ihnen also, zu tanzen – zusätzlich zum Beckenbodentraining oder zur Rückbildungsgymnastik, oder an deren Stelle. Aber auch wenn Ihnen körperlich gar nichts fehlt oder auch wenn Sie gerade nicht mit Schwangerschaft und Geburt oder den Wechseljahren beschäftigt sind, wird Ihnen das Bauchtanzen die Tür zu Ihrer Kraft öffnen.

Um die Bewegungen korrekt zu lernen, sollten Sie einen Bauchtanzkurs besuchen. Doch bleiben Sie bei diesem Unterricht stets frei, Ihren persönlichen Stil des Bauchtanzes zu entwickeln. Das ist auch das Schöne an diesen Bewegungen – sie entsprechen Ihrem Körper und Ihrem Temperament voll und ganz. Sie können in jedem Alter gelernt werden. Sagt man nicht, daß alles Lernen nur ein Wiedererinnern ist?

Das Tanzen läßt sich mühelos in den Tagesablauf integrieren. Tanzen Sie abends, wenn Sie von der Arbeit kommen, Ihre Anspannungen und Sorgen fort. Machen Sie ein Freudentänzchen, wenn die Sonne für Sie scheint. Holen Sie sich mit einem Tanz aus einem depressiven Loch. Tanzen Sie für oder mit Ihren Kindern oder Freundinnen. Wiegen Sie das Baby in Ihrem Bauch. Tanzen Sie mit und für Ihren Mann. Legen Sie Musik auf, und los gehts.

Ja, und beginnen Sie, mit dem Drachen zu tanzen.

Mit dem Drachen tanzen

Die Schlange – oft auch als Drache bezeichnet – ist das heilige Tier der Göttin. Die Schlange symbolisiert Erneuerung, Wandlung, innere Kraft und Heilung. Als Drache steht sie für die Ur-Energie der Schöpfung und das Ur-Chaos, aus dem Männlich und Weiblich, Hart und Weich, Hell und Dunkel hervorgingen. Das Auf und Ab in den Schlängelbewegungen der Drachenschlange erinnert an dieses Spiel der Polaritäten, das unser Leben ab dem ersten Atemzug durchzieht. In der geschmeidigen Bewegung von Zusammenziehen und Loslassen werden vollkommen entgegengesetzte Pole immer wieder in Berührung gebracht, und etwas Schönes, das voller Anmut und Kraft ist, kann entstehen.

Im Westen wird der Drache in der Regel als Monster gefürchtet und abgelehnt. Und die Schlange ist hier alles andere als ein gutes Omen, sondern das biblische Symbol für das Böse, die Sünde und die Vertreibung aus dem Paradies. Das negative Bild prägte sich im Zuge der Unterdrückung des matriarchalischen und vorchristlichen Göttinnenkultes mit seinem Kraft-, Zauber- und Orakeltier, der Schlange.

Im Osten ist der Drache hingegen seit jeher ein Glückssymbol. Der Drache nimmt viele Gestalten an, doch in der Regel wird das Wundertier dem Yang zugeordnet, das heißt, der Drache gehört zum männlichen Pol. Als Wasserdrache zeigt er allerdings die Qualität von Yin.

Kurz gesagt: Der Drache ist pure Energie, die sich verschiedene Ausdrucksformen sucht.

Der Drache, die Ur-Energie, ist erschreckend und faszinierend zugleich, denn er ist ungezähmt und birgt sowohl männliche als auch weibliche Eigenschaften. Der Drache steht für Lebenskraft und Sexualität, für die fortwährende Erneuerung im Kreislauf von Vereinigung und Auflösung.

Uns Frauen steht der Drache sehr nahe. Wir können diese schöpferische Kraft gut verstehen und nachempfinden, denn auch das Dasein einer Frau ist von Zyklen und der Fähigkeit, neues Leben auf die Welt zu bringen, geprägt. Der »verbindliche«, nachgebende, aufnehmende und behütende Part wird sicher auch Ihnen am meisten vertraut sein. Doch fehlt uns Frauen oft der Zugang zu der lustvoll-expansiven, wilden, unberechenbaren, auch zerstörerischen und durchschlagenden Seite des Drachen. Die Angst ist groß, die Kontrolle zu verlieren, etwas in Bewegung zu setzen, ohne die Folgen zu kennen, und als machtvolle, ehrfurchtgebietende und erotische Frau Aufmerksamkeit zu erregen, aber auch Neid und Ablehnung zu erfahren.

Viele Frauen sehen und spüren ihre ureigene Stärke nicht. Oder sie lehnen die Macht, die durch sie fließen könnte, ab, weil sie niemanden verletzen wollen. Manche sehen nur resignierend ihre Schwäche und leiden darunter.

Der erste Schritt, um mit dem Drachen zu tanzen, könnte darin bestehen, die eigene Schwäche genau zu identifizieren und zu orten. Denn zum Glück ist dort, wo sich die größte Schwäche offenbart, stets auch die größte Stärke verborgen. Wie die Heldin im Märchen sollten Sie deshalb den Mut finden, die Schwäche anzuerkennen und durch sie hindurchzugehen. Küssen Sie also den Frosch, Ihren inneren männlichen Anteil, blicken Sie dem Drachen, Ihrer überschäumenden, ungezügelten Lebenskraft, ins Auge und nehmen Sie seine Aufforderung zum Tanz an.

Mit dem Drachen zu tanzen heißt, Stärke auf weibliche Art zu zeigen. Am rechten Platz mitfühlend und nachgiebig sein, dann sich aber auch wieder selbstbewußt und unbekümmert das größte Stück vom Kuchen abschneiden. Der alte Weg der Göttin bestand darin, Männlich und Weiblich harmonisch zu verbinden – im Äußeren wie im Inneren. Der fortwährende Wechsel zwischen aussäen und ernten, kämpfen und ruhen, Pläne schmieden und Entwicklungen nur geschehen lassen gleicht einem Tanz mit der eigenen inneren Lebenskraft und Leidenschaft, die stets zwischen den Polen frei fließen will. Aus dem Raum, den Sie diesem Tanz gewähren, beziehen Sie Ihre Stärke, Ihr Wohlbefinden und Ihre Gesundheit.

Vielleicht meinen Sie, daß das alles ein bißchen weit vom Thema Beckenboden wegführt. Doch erinnern Sie sich: Das Loslassen und Anspannen – beide Pole – sind gleichermaßen gefragt, um den Beckenboden als stabile Basis nutzen zu können oder ihn von Verletzungen zu heilen. Auch hier, auf der zunächst rein physischen Ebene, bringt das harmonische Spiel der Polaritäten einen Kräftezuwachs.

Sie können sich dem Spiel mit dem Drachen im Großen wie im Kleinen widmen. Es wird Ihnen in jedem Fall eine Menge positiver Energie bescheren.

Literatur

Anand, Margot: *Tantra oder Die Kunst der sexuellen Ekstase*. Mosaik, München 1998.

Arnold, Anthony: *Rhythmus und Berührung. Eine Einführung in die Cranio-Sacral-Therapie*. Goldmann, München 1995.

Bögle, Reinhard: *Im Einklang mit dem inneren Mond. 28-Tage-Yoga für Frauen*. Droemer Knaur, München 2000.

Cantieni, Benita: *Tiger Feeling. Das sinnliche Beckenbodentraining*. Verlag Gesundheit, Berlin 2000.

Castaneda, Carlos: *Tensegrity. Die magischen Bewegungen der Zauberer*: S. Fischer, Frankfurt am Main 1998.

Chia, Mantak/Chia, Maneewan: *Tao Yoga der heilenden Liebe. Der geheime Weg zur weiblichen Liebesenergie*. Ansata, Interlaken, 7. Aufl. 2000.

da Silva, Kim: *Gesundheit in unseren Händen. Mudras – die Kommunikation mit unserer Lebenskraft durch Anregung der Finger-Reflexzonen*. Droemer Knaur, München 2000.

Dahlke, Margit und Ruediger/Zahn, Volker: *Frauen-Heil-Kunde. Be-Deutung und Chancen weiblicher Krankheitsbilder*. Bertelsmann, München, 1999.

Dougans, Inge/Ellis, Suzanne: *Die Kunst der Reflexzonentherapie. Therapeutische Anwendungen unter Einbeziehung des Meridiansystems*. Droemer Knaur, München 1993.

Dürckheim, Karlfried Graf: *Hara. Die Erdmitte des Menschen.* Barth, Bern/München/Wien, 15. Aufl. 1991.

Eggetsberger, Gerhard H.: *Geheime Lebensenergien. PcE – das Trainingsprogramm für mehr Lebenskraft, Gesundheit und Spiritualität.* Orac, Wien/München/Zürich 1996.

Eggetsberger, Gerhard H.: *Power für den ganzen Tag. Sieben Übungen zur Steigerung der Lebensenergie.* Heyne, München 1995.

Francia, Luisa: *Drachenzeit.* Frauenoffensive, München, 6. Aufl. 2000.

Francia, Luisa: *Starke Medizin. Handbuch zur Selbstheilung.* Frauenoffensive, München, 2. Aufl. 1996.

Gadalla, Ulaya: *Bauchtanz. Das orientalische Schönheitsprogramm. Der Weg zu einem neuen Körperbewußtsein.* Goldmann, München 1992.

Gadalla, Ulaya: *Bauchtanz. Gymnastik für Anmut und Schönheit. Die wichtigsten Grundfiguren, Harmonie von Gefühl und Bewegung.* Falken, München 1995.

Geist, Christine/Harder, Ulrike/Stiefel, Andrea: *Hebammenkunde. Lehrbuch für Schwangerschaft, Geburt, Wochenbett und Beruf.* De Gruyter, Berlin/New York, 2. Aufl. 1998.

Ghazal, Eluan: *Körperglück für Frauen. Tanz, Bewegung und Energie.* Heyne, München 1999.

Gotved, Helle: *Beckenboden und Sexualität. Wirkungsweise und Kräftigung der Muskulatur.* Trias, Stuttgart, 3. Aufl. 1991.

Gotved, Helle: *Harninkontinenz ist überwindbar. Übun-*

gen für den Beckenboden. Trias, Stuttgart, 3. Aufl. 1991.

Gray, Miranda: *Roter Mond. Von der Kraft des weiblichen Zyklus*. Goldmann, München, 1999.

Hempen, Carl-Hermann: *dtv-Atlas Akupunktur*. Deutscher Taschenbuch Verlag, München 1999.

Hirschi, Gertrud: *Mudras. Yoga mit dem kleinen Finger*. H. Bauer, Freiburg 1998.

Johari, Harish: *Chakras. Die klassischen Grundlagen und die Praxis der Energieumwandlung*. Diederichs, München 2001.

Kaptchuk, Ted J.: *Das große Buch der chinesischen Medizin*. Heyne, München 1994.

Kitchenham-Pec, Susanne/Bopp, Annette: *Beckenbodentraining. Die weibliche Basis erspüren, schützen, kräftigen*. Trias, Stuttgart 1997.

Klein, Margarita/Weber, Maria: *Das tut mir gut nach der Geburt. Rückbildung und Neufindung: Wie Mütter ihr Wohlbefinden stärken können*. Rowohlt, Reinbek 1998.

Koosaka, Ina Odira: *Das ganzheitliche Atembuch*. Goldmann, München 1994.

Lodes, Hiltrud: *Atme richtig. Der Schlüssel zu Gesundheit und Ausgeglichenheit*. Goldmann, München 2000.

Lysebeth, André van: *Tantra für Menschen von heute*. Mosaik, München 1990.

Middendorf, Ilse: *Der erfahrbare Atem. Eine Atemlehre*. Junfermann, Paderborn, 8. Aufl. 1995.

Mookerjee, Ajit/Khanna, Madhu: *Die Welt des Tantra. Die umfassende Darstellung des wahren Tantra-Weges und seiner Praktiken.* Barth, Bern/München/Wien 1987.

Northrup, Christiane: *Frauen-Körper, Frauen-Weisheit.* Zabert Sandmann, München, 6. Aufl. 2000.

Ohlig, Adelheid: *Luna-Yoga – der sanfte Weg zu Fruchtbarkeit und Lebenskraft. Tanz- und Tiefenübungen.* Goldmann, München 1995.

Ohlig, Adelheid: *Yoga mit den Mondphasen – Luna Yoga. Ein Praxisbuch.* Droemer Knaur, München 2000.

Palucki, Ilona: *Bauchtanz für Körper, Geist und Seele.* Copress Sport, München 1997.

Pongratz, Joachim: *Qi-Gong im Alltag. Leichte altchinesische Übungen für Gesundheit und Vitalität.* Droemer Knaur, München 2001.

Schaaf, Bettina: *Wirksame Hilfe bei Inkontinenz. Das 4-Wochen-Übungsprogramm.* Midena, Augsburg 1997.

Schindele, Eva: *Pfusch an der Frau. Krankmachende Normen, überflüssige Operationen, lukrative Geschäfte.* Fischer Taschenbuch, Frankfurt am Main 1996.

Sharamon, Sheila/Baginski, Bodo J.: *Das Chakra-Handbuch. Vom grundlegenden Verständnis zur praktischen Anwendung.* Windpferd, Aitrang, 45. Aufl. 1999.

Sharamon, Sheila/Baginski, Bodo J.: *Kosmobiologische Empfängnisplanung. Die natürliche und zuverlässige Methode zur Empfängnisverhütung und Empfängnisplanung.* Windpferd, Aitrang, 10. Aufl. 2000.

Shuttle, Penelope/Redgrave, Peter: *Die weise Wunde Menstruation.* Fischer Taschenbuch, Frankfurt am Main, 11. Aufl. 1995.

Sriram, Angelika: *Lotosblüten öffnen sich. Indischer Tempeltanz. Ein Weg zur Selbstentfaltung.* Kösel, München 1989.

Stecher, Christine: *Die Körper-Seele-Symptome von A-Z. Zusammengestellt nach den Erkenntnissen von Ruediger Dahlke.* Goldmann, München 1999.

Stone, Randolph: *Polaritätstherapie. Ganzheitliches Heilen durch harmonischen Energiefluß.* Heyne, München 2001.

Waddington, Nicola: *Aura-Soma. Durch Farben zur Erkenntnis.* Goldmann, München 1997.

Waldeyer, A./Mayet, A.: *Anatomie des Menschen. Band 1.* De Gruyter, Berlin/New York, 16. Aufl. 1993.

Walker, Barbara G.: *Das geheime Wissen der Frauen.* Deutscher Taschenbuch Verlag, München 1995.

Weed, Susun S.: *HeilWeise.* Frauenoffensive, München, 4. Aufl. 2000.

Wilhelm, Gudrun: *Fitneß und Spaß mit Ball und Band. Das sanfte Training für den ganzen Körper.* Gräfe und Unzer, München 1997.

Wolfram, Katharina: *Mondkalender 2002. Der praktische Ratgeber für jeden Tag (Abreißkalender).* Droemer Knaur, München 2001.

Worwood, Valerie Ann: *Liebesdüfte. Die Sinnlichkeit ätherischer Öle.* Goldmann, München 1995.

Zimmermann, Ingrid: *Beckenbodentraining. Anleitung und Übungen zur Prophylaxe und Rehabilitation bei Streßinkontinenz.* Schlütersche Verlagsanstalt, Hannover 1996.

Dank

Von Herzen danke ich Olivia Baerend, meiner Verlagslektorin, sowie Heidi und Markus Schirner, Buchhändler und Verleger in Darmstadt, für ihre Inspiration, ihren klugen Rat und ihre Unterstützung. Sie gaben den Anstoß zu diesem Buch.

Mein großer Dank geht darüber hinaus an Adelheid, Angelika, Birgitta, Brigitte, Charlotte, Claudia, Edelgard, Fides, Hannelore, Jutta, Marianne, Nicola und Ulaya, die großzügig ihr Wissen an mich weitergaben, die mir wichtige Anregungen schenkten, meine Fragen beantworteten und die mir halfen dazuzulernen.